为弟子谭波《国医启蒙》再版题

国医启蒙
薪火相传

甲辰年 初春
金世元

▲国医大师金世元为《国医启蒙》改版题词

培根育苗
为国医启蒙馆题 辛丑年谭悦新

▲谭悦新中将为国医启蒙馆题词

1

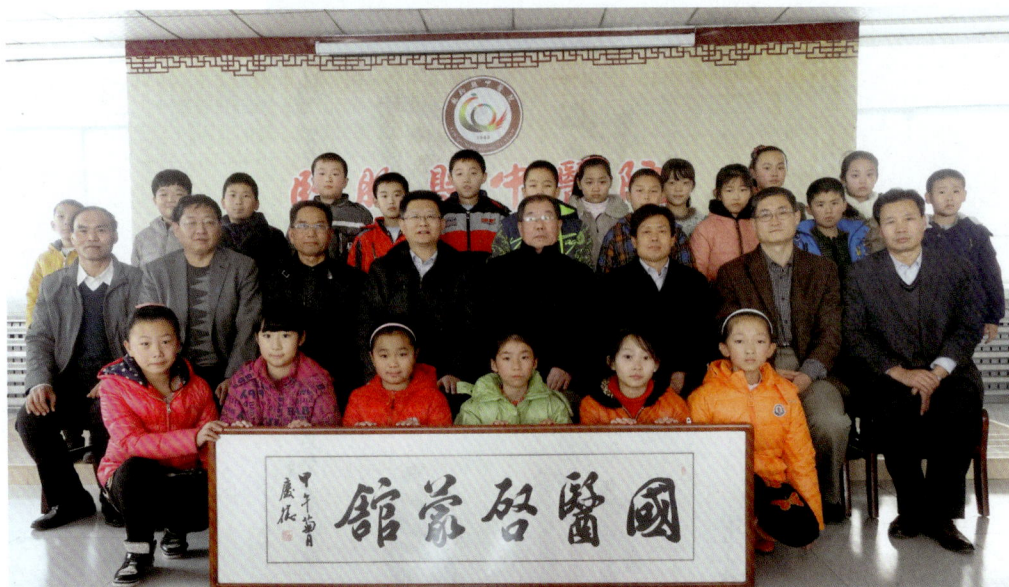

▲ 2014 年 12 月 13 日临朐县中医院国医启蒙馆第一期开班师生合影。
山东省名老中医药专家、山东省十大名医、山东省中医药大学尹常健教授
担任名誉馆长，临朐县原县委书记、潍坊市政协副主席王庆德题写馆名

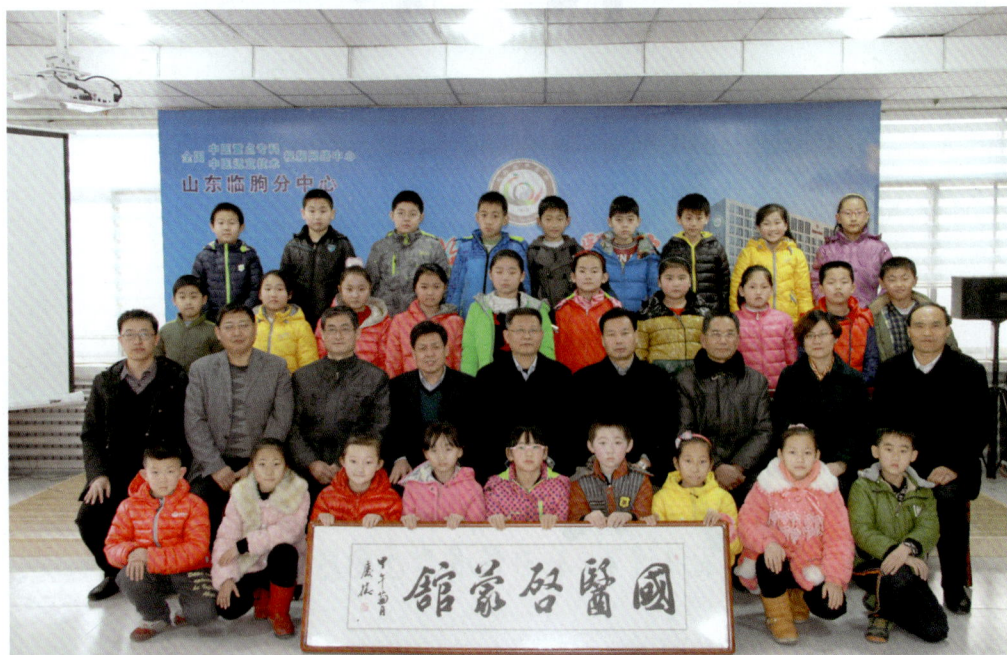

▲ 2016 年 1 月 17 日临朐县中医院国医启蒙馆第二期开班师生合影

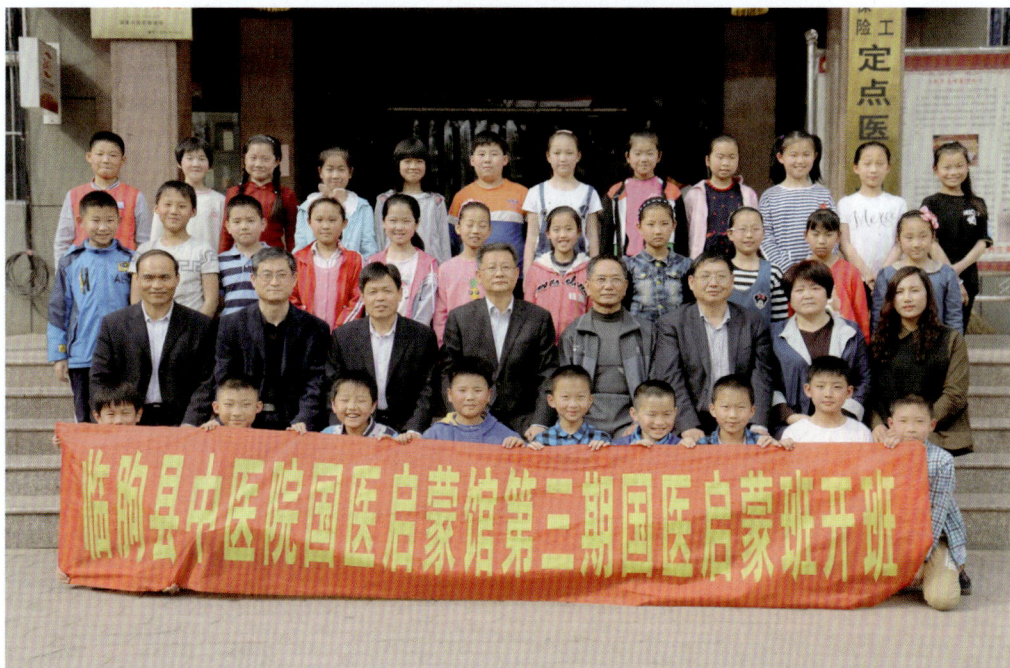

▲ 2017 年 4 月 15 日临朐县中医院国医启蒙馆第三期开班师生合影

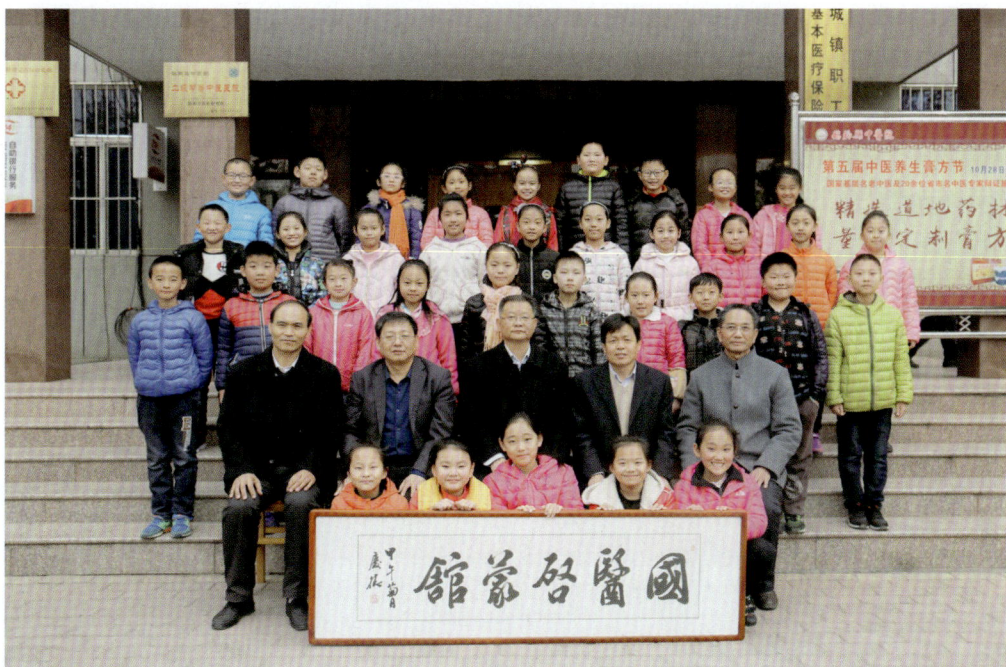

▲ 2017 年 12 月 3 日临朐县中医院国医启蒙馆第四期开班师生合影

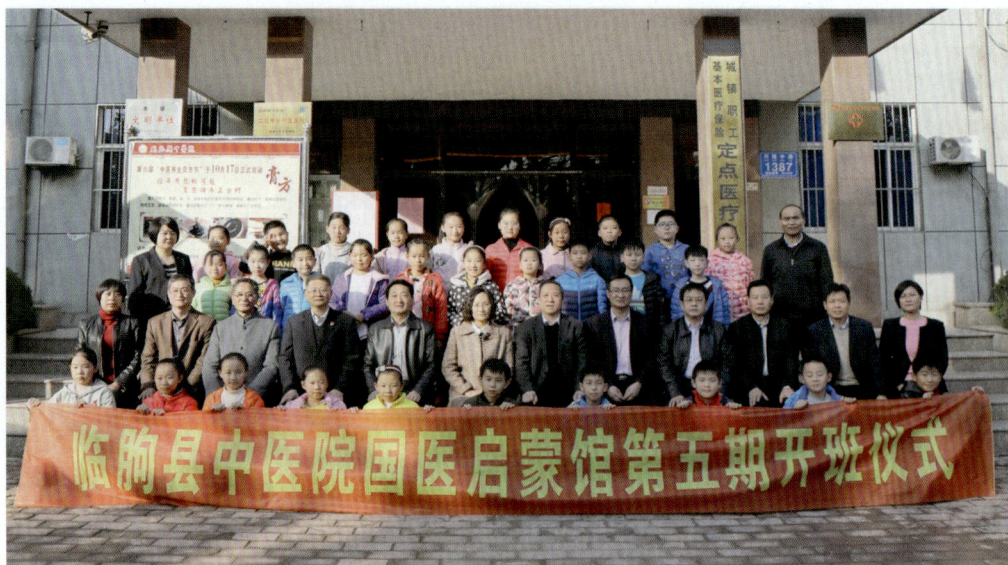

▲ 2018 年 11 月 10 日临朐县中医院国医启蒙馆第五期开班师生合影

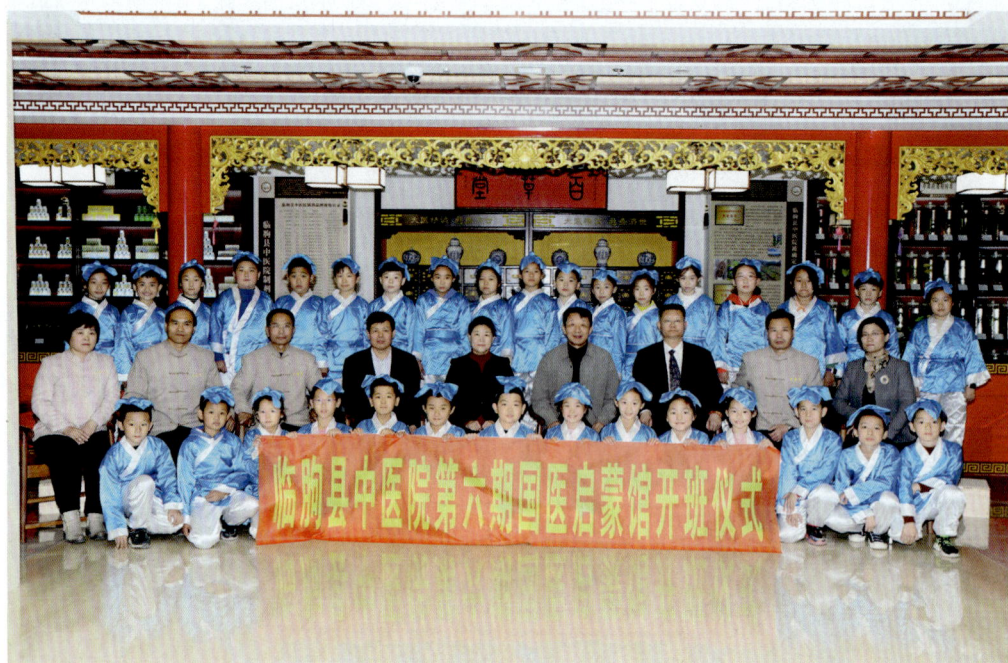

▲ 2019 年 10 月 28 日临朐县中医院国医启蒙馆第六期开班师生合影

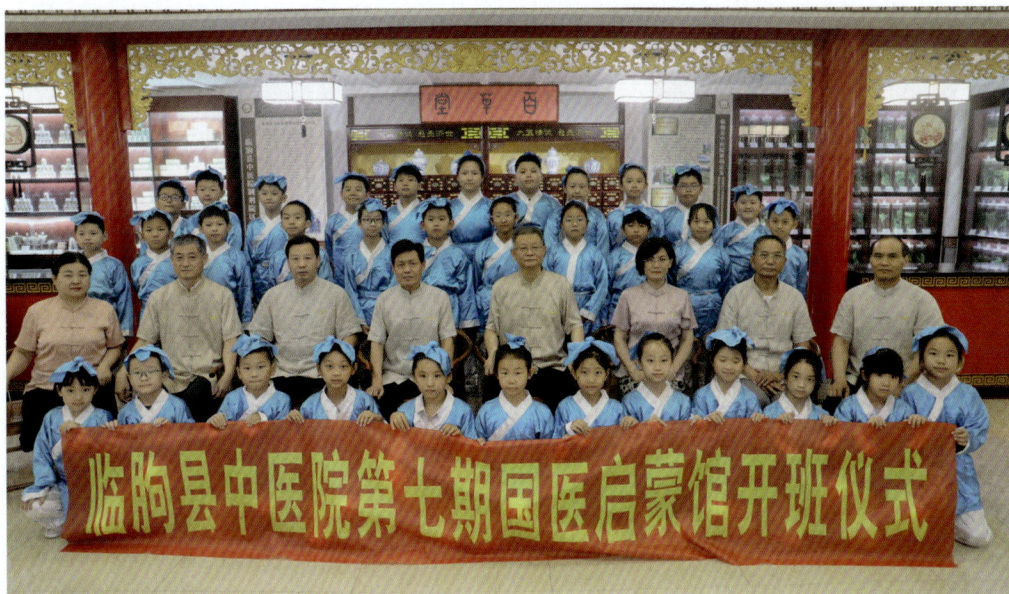

▲ 2023 年 7 月 1 日临朐县中医院国医启蒙馆第七期开班师生合影

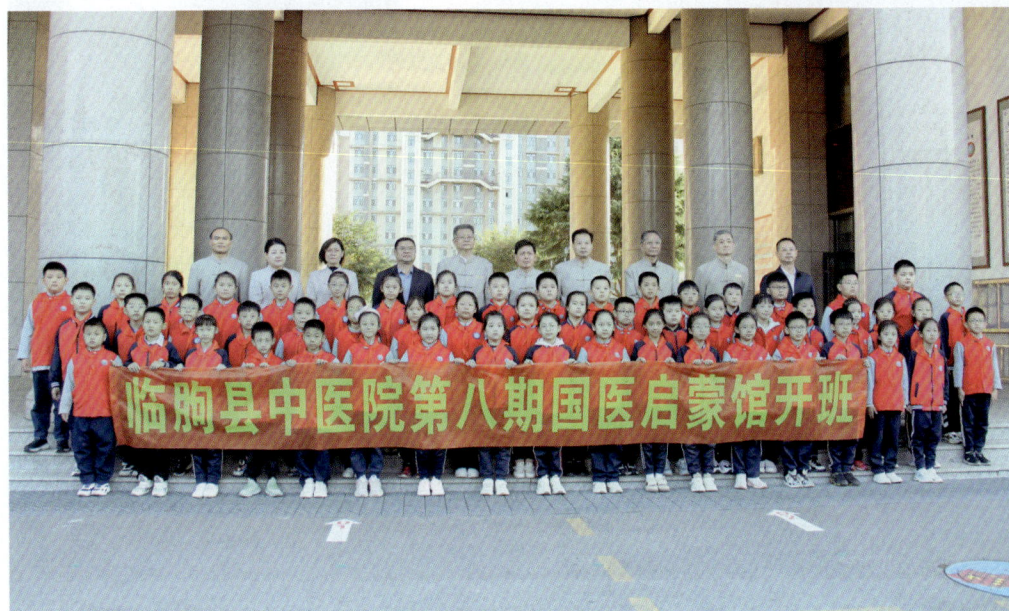

▲ 2023 年 10 月 21 日临朐县中医院国医启蒙馆第八期开班师生合影

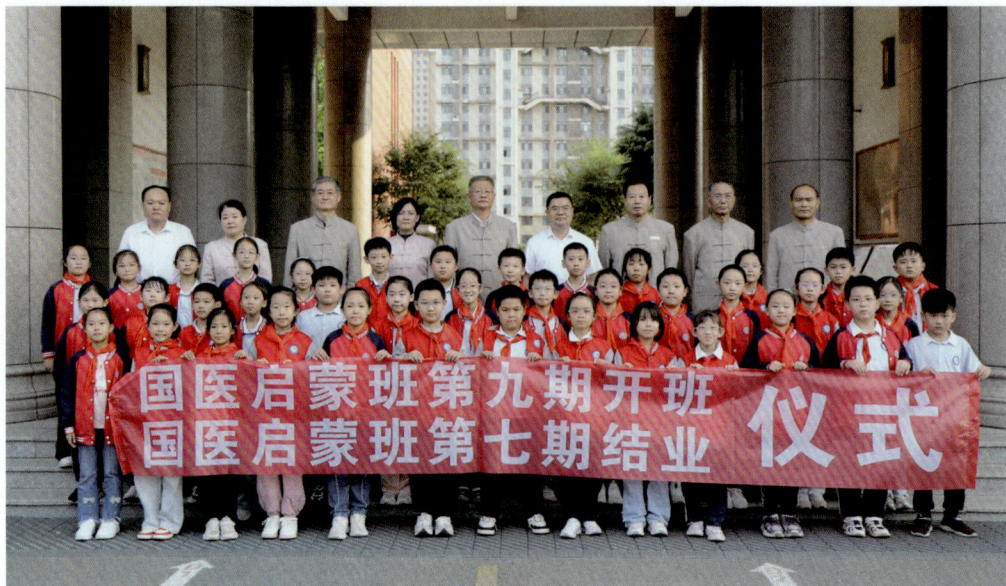

▲ 2024 年 9 月 27 日临朐县中医院国医启蒙馆第九期开班

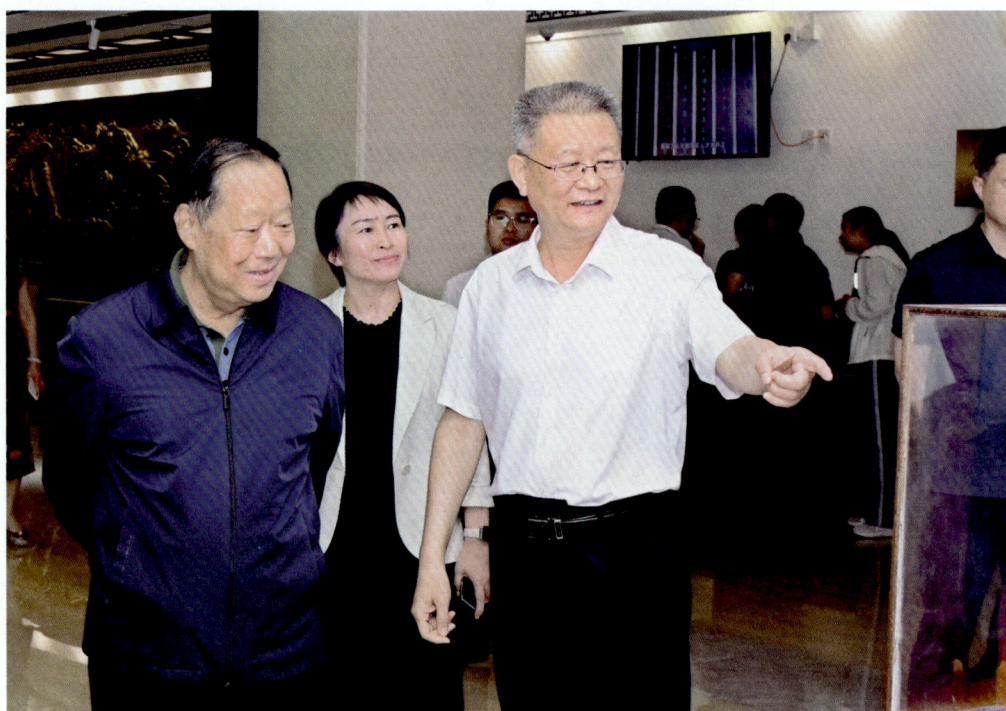

▲ 2024 年 5 月 31 日第十二届全国政协副主席、农工党中央原常务副主席刘晓峰
视察国医启蒙馆

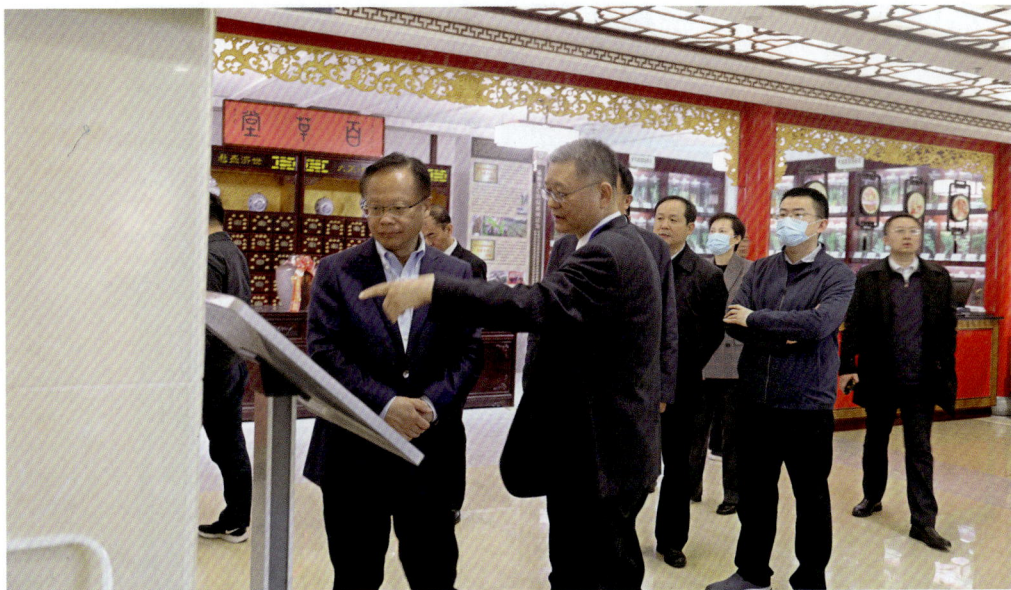

▲国家中医药管理局原副局长秦怀金到临朐县中医院参观指导

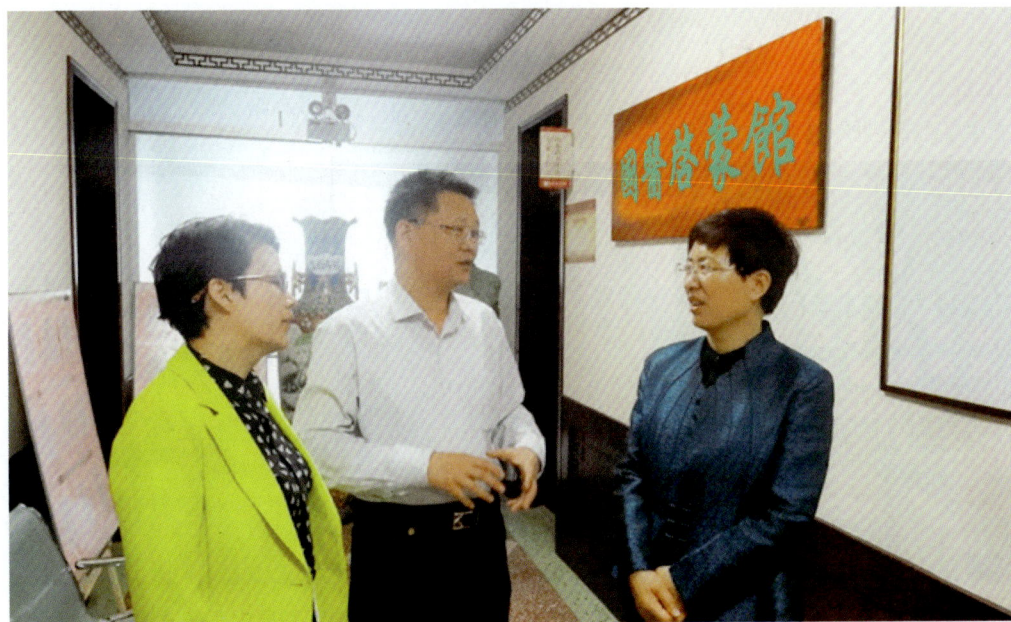

▲ 2015 年 4 月 27 日时任山东省副省长王随莲视察国医启蒙馆

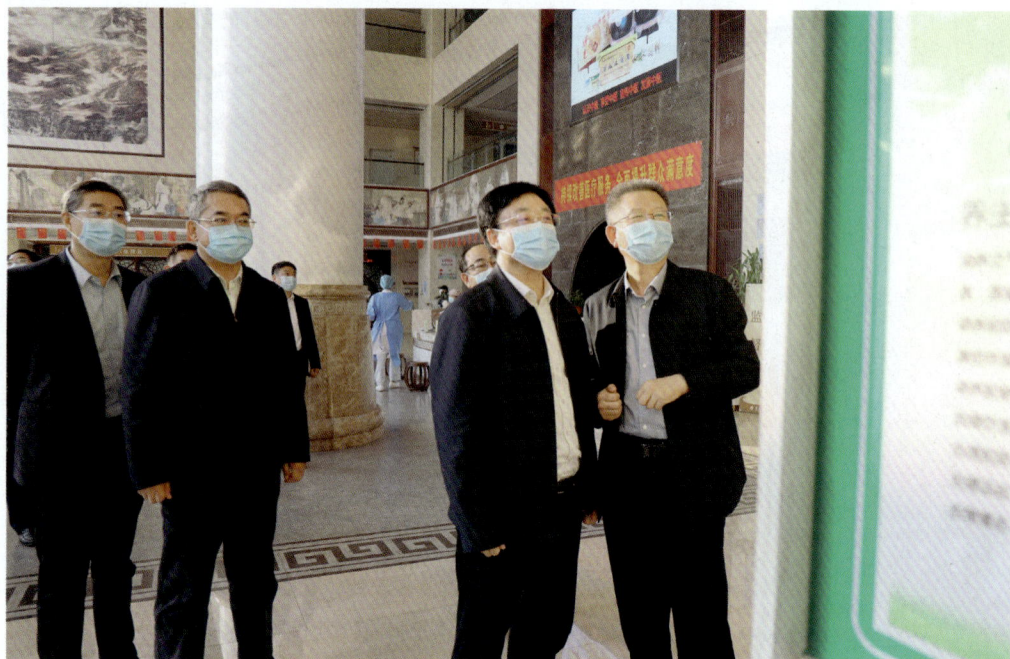

▲ 2021 年 11 月 3 日时任潍坊市市长刘运到临朐县中医院视察国医启蒙馆

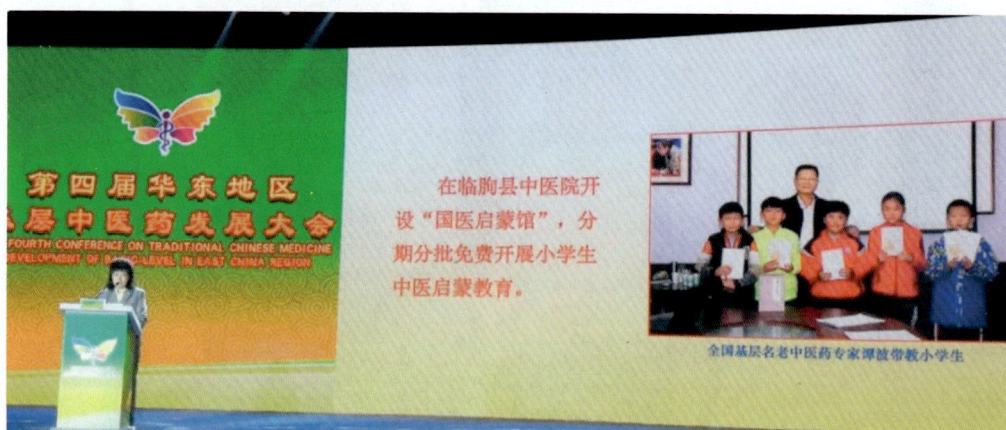

▲ 2019 年 4 月 26 日时任潍坊市副市长李平在第四届华东地区基层中医药发展大会上
介绍临朐县中医院国医启蒙馆创办经验

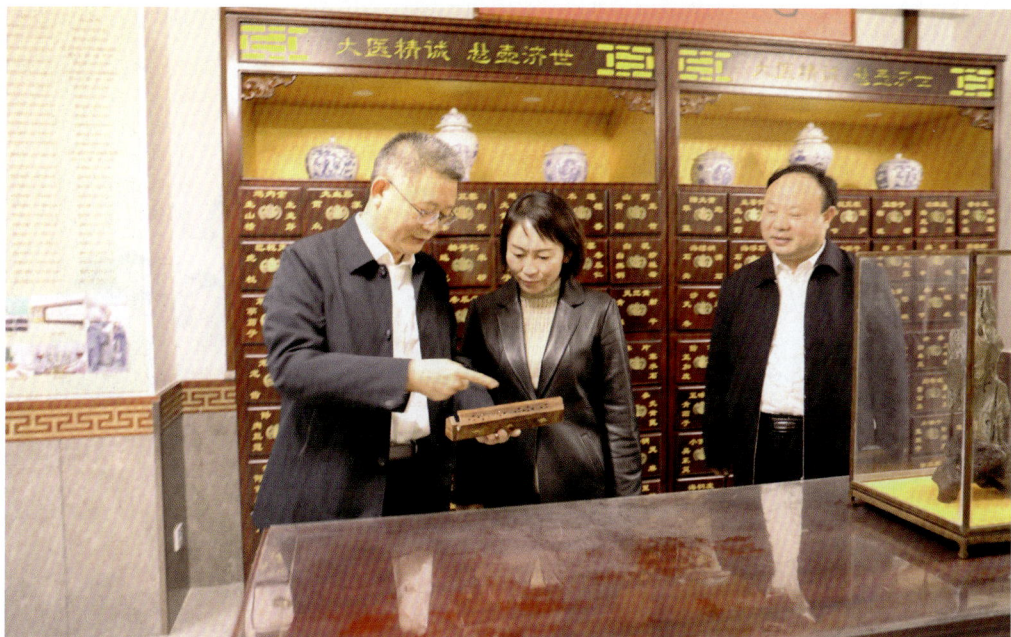

▲ 2021 年 10 月 26 日时任临朐县委书记刘艳芳、县卫生健康局局长李法军视察国医启蒙馆

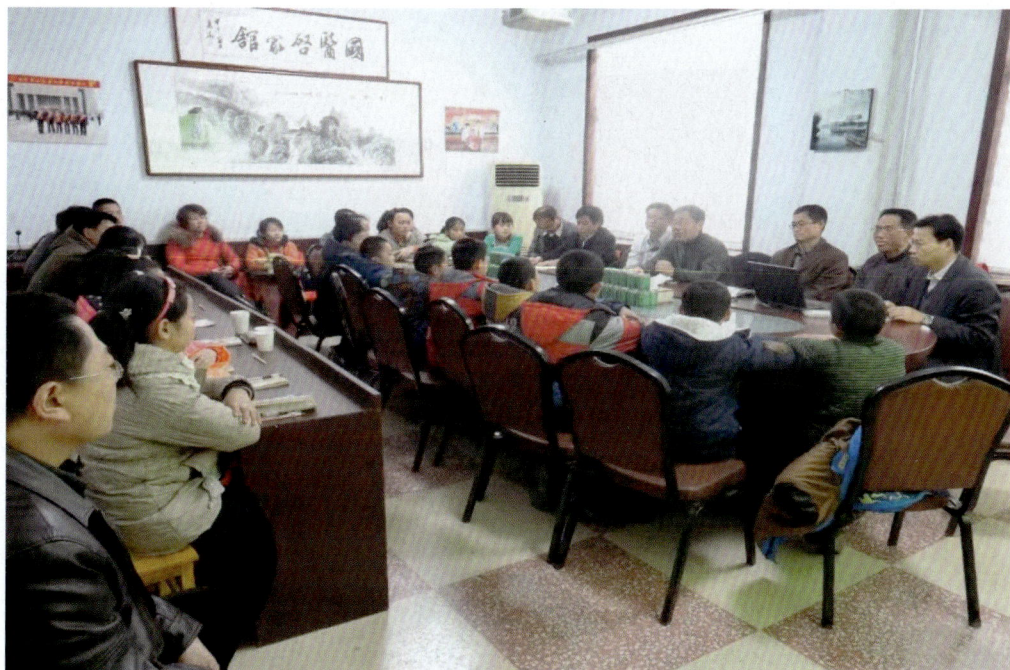

▲山东省名老中医药专家、山东省十大名医、山东中医药大学附属医院尹长健教授
为首期国医启蒙馆学生授课

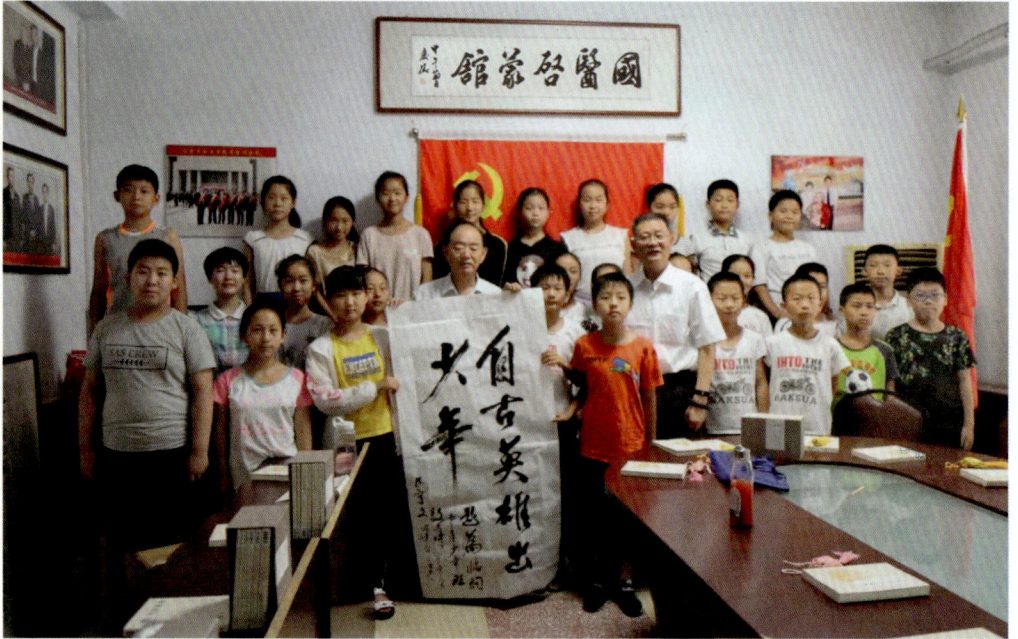

▲全国名中医张奇文为国医启蒙馆学生授课并题字

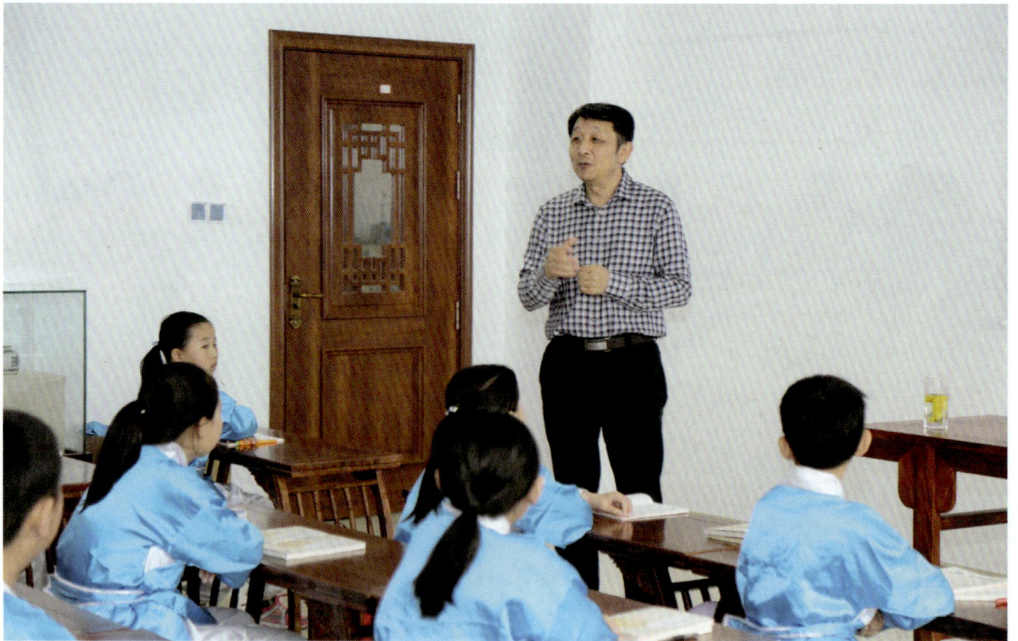

▲山东中医药大学中医文献与文化研究院教授、硕士生导师、中华中医药学会首席
健康科普专家刘更生教授为国医启蒙馆学生授课

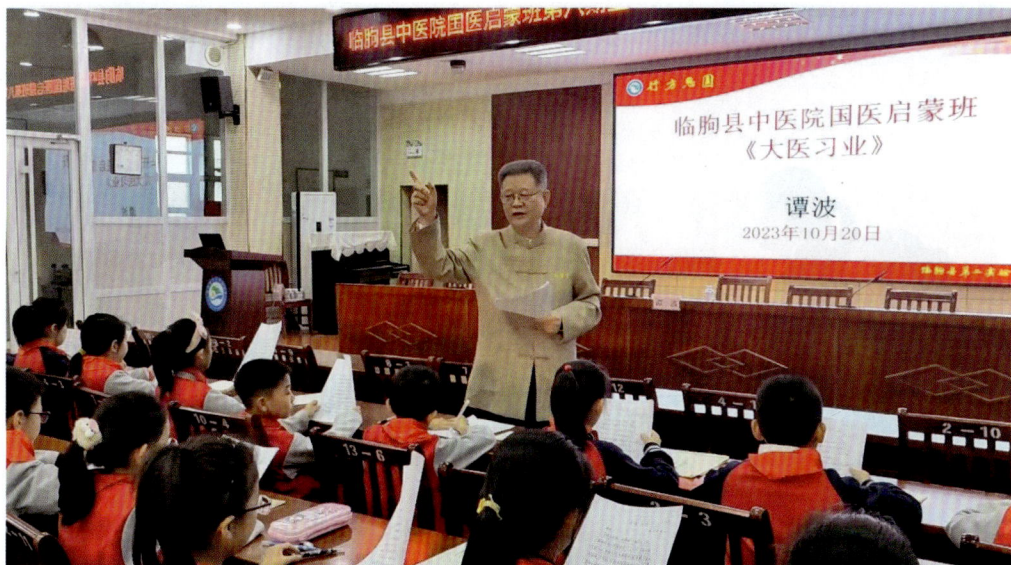

▲全国基层名老中医药专家、山东省名老中医药专家、国医启蒙馆馆长谭波为
国医启蒙馆学生授课

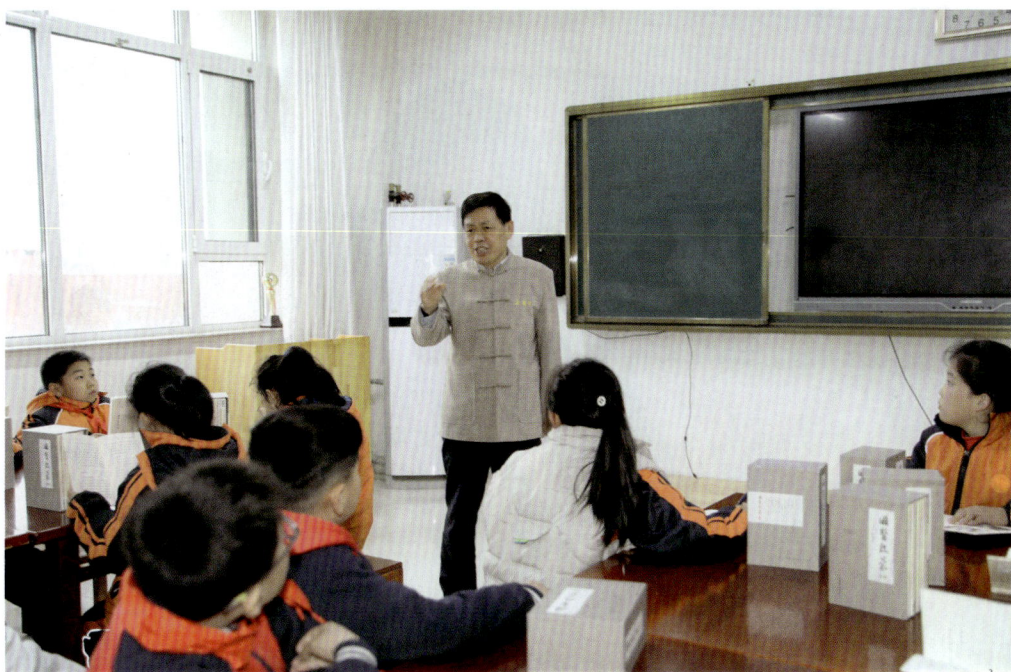

▲山东省名老中医药专家李培乾为国医启蒙馆学生授课

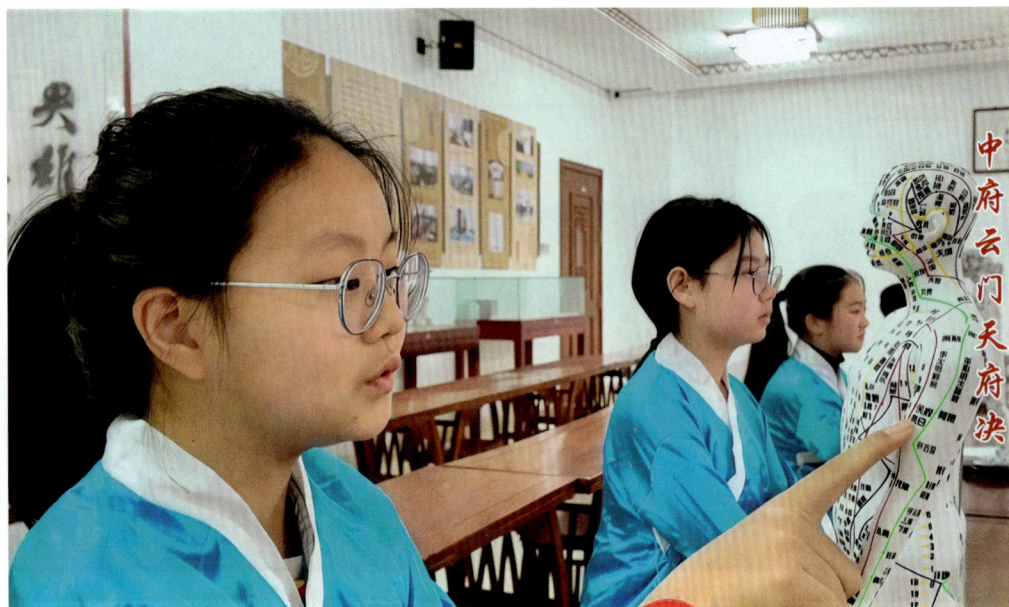

▲ 2025 年 1 月 4 日国医启蒙馆穴位认知课

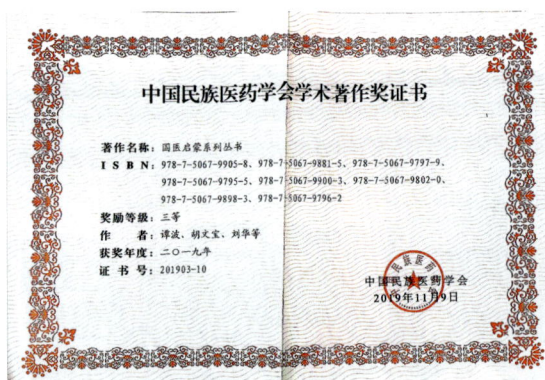

◀《国医启蒙系列》荣获"中国民族医药学会学术著作奖三等奖"

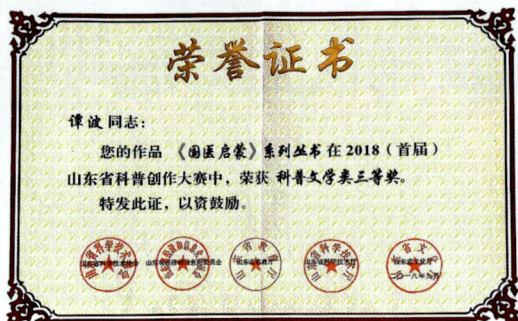

◀《国医启蒙系列》荣获"山东省科普创作大赛科普文学类三等奖"

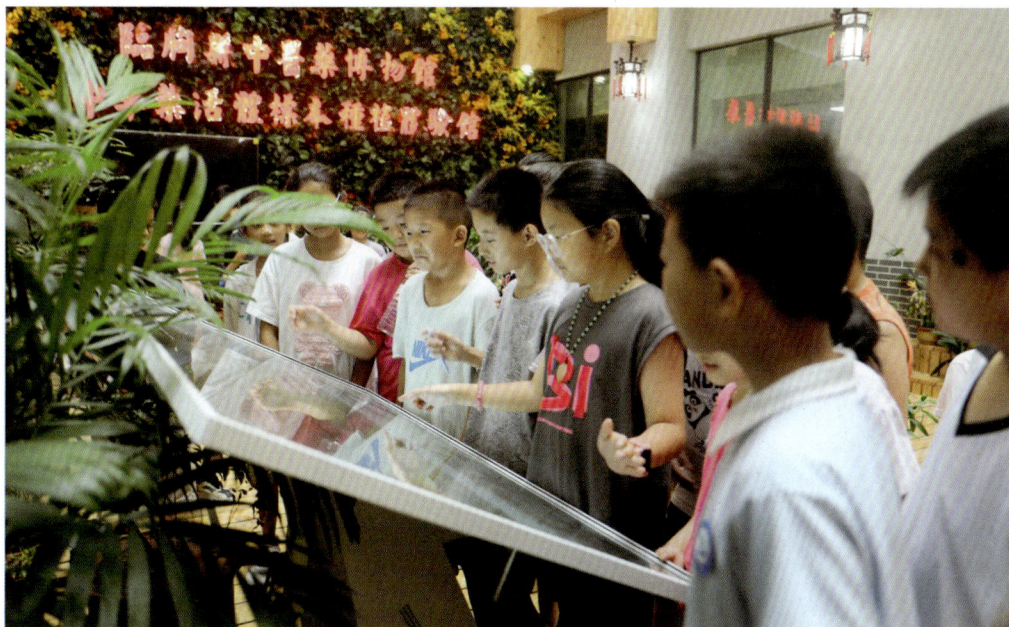

▲国医启蒙馆夏令营营员们查看中药活体标本库

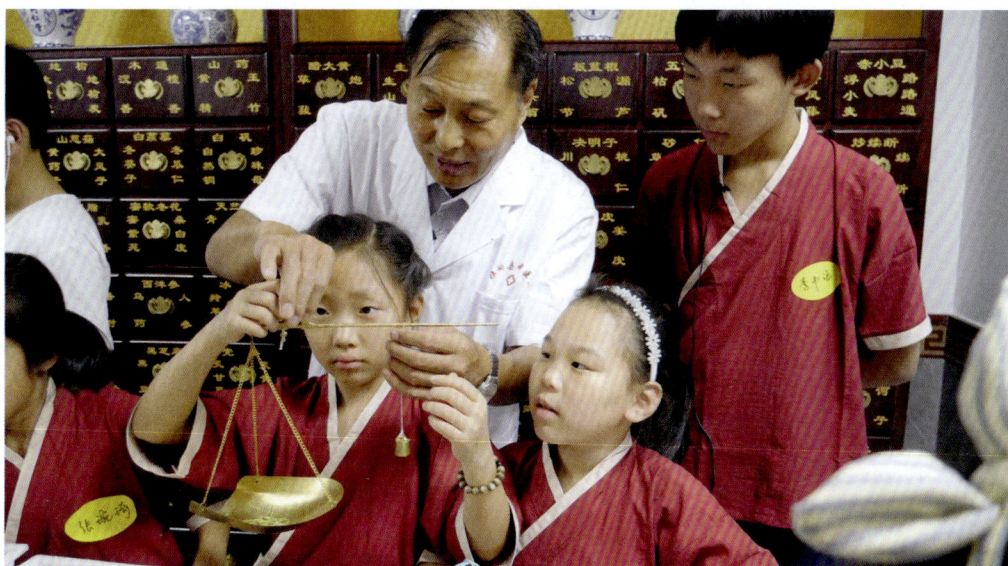

▲国医启蒙馆夏令营营员们辨识中药饮片、学习称量

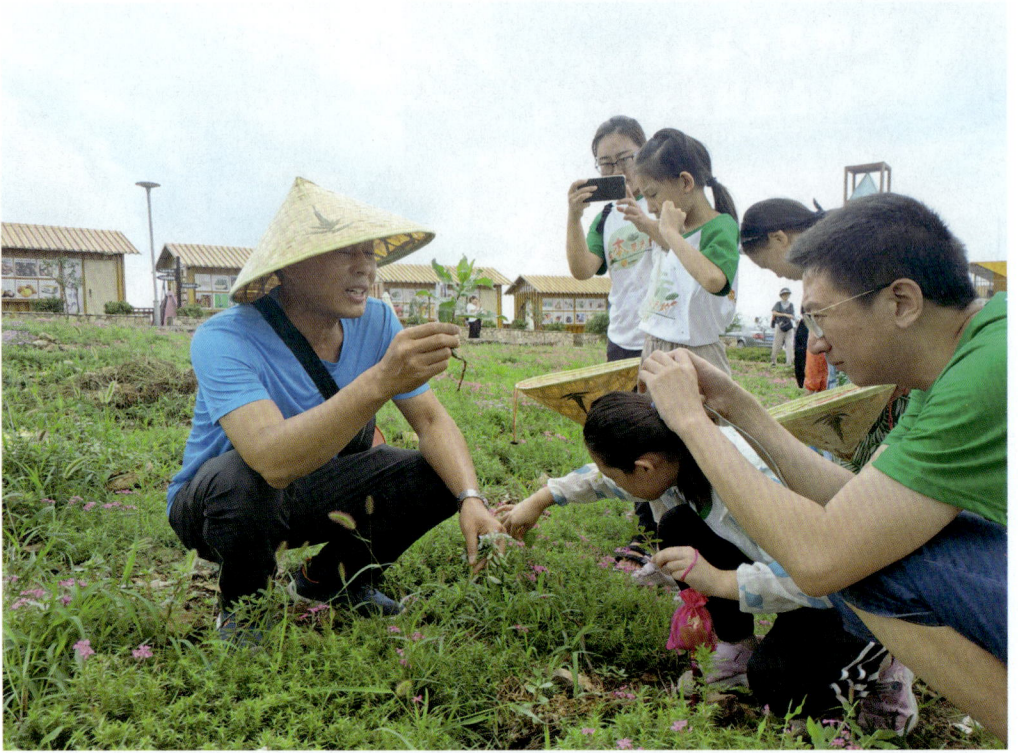

▲国医启蒙馆夏令营营员们辨识中草药

国医启蒙 第四册

中医史上的那些人与事儿

谭波 刘华
李培乾 胡文宝 编著

中国健康传媒集团
中国医药科技出版社

有学院的教材内容，引用的经典原文分别有注音、词解和白话释义，部分段落有内容的提要，较之前教材更贴近实际生活，更适合教学使用，也是中医爱好者学习中医很好的入门教材。

人生易老，时不我待，转眼我已近百岁，唯愿中医药事业薪火相传，后继有人。爱徒谭波的《国医启蒙系列》改版，让中医药文化走进校园，中医药知识"母语化"，使中医药之振兴踏实前进，足慰我心！

复兴中医待后生！

是以为序。

国医大师 金志元

2024 年 3 月

自　序

为传承、弘扬中医药文化，探索中医教育从小学生抓起的路子，我提出了儿童中医药知识"母语化"的理念，并于2014年12月在临朐县中医院创办"国医启蒙馆"。从临朐县第二实验小学四年级语文成绩优秀的学生中，选择三十个孩子，利用周末一个下午的时间，免费教授中医药知识。每期学制两年（四年级、五年级）。

由我担任国医启蒙馆馆长，山东省名老中医药专家、山东省十大名医、山东中医药大学附属医院尹常健教授任名誉馆长。该院全国、省、市、县名中医团队专家轮流上课。全国名中医张奇文，山东中医药大学尹常健教授、刘更生教授先后来国医启蒙馆授课。

针对四、五年级小学生记忆力好的特点，我们强化中医经典背诵，同时以讲故事的形式从中医起源开始，将中医文化的博大精深逐步展开，让小朋友们愿意听、听得懂，培养孩子们对中医药的浓厚兴趣，使他们能了解中医基本常识及简单的中医药保健知识，向家长宣传中医文化及中医常识，提升了家庭和社会的中医药文化氛围。2023年，我们国医启蒙馆的首批学员王广毓考入了山东中医药大学。

国医启蒙馆创办以来，受到社会各界的广泛关注和好评，潍坊市卫生健康委在全市进行推广，《中国医药报》《大众日报》《联合日报》等进行过专题报道。国家中医药管理局原副局长秦怀金，山东省原副省长王随莲，国医大师、中国工程院院士石学敏以及山东省卫生健康委、山东中医药大学专家学者先后来临朐县中医院调研考察，给予了高度评价。并在第四届华东地区基层中医药发展大会、山东省中医药文化推进会及全国各地做经验交流。

结合教学，我于2017年主持编纂了《国医启蒙系列》丛书作为国医启蒙馆的教材。全书共8册67万字，包括《内经选诵（注音版）》《注解雷公药性赋（注音版）》《图解标幽赋（注音版）》《经典医古文诵读（注音版）》《中医史上的那些人与事儿》《博大精深的中医之理》《医学三字经诵读（注音版）》《濒湖脉学诵读》《汤头歌诀诵读（注音版）》。该套丛书在2018年首届山东省科普创作大赛中荣获科普文学类三等奖，2019年获得中国民族医药学会学术著作三等奖。在此基础上，国医启蒙馆教学组已完成科研1项，即《儿童国医启蒙教学方法与效果的探讨》，发表《儿童中医启蒙教学方法与效果的探讨》《中医启蒙教育的研究探索》2篇论文。

国医启蒙馆开馆已十个年头了，根据教学实践需要，我们对《国医启蒙系列》丛书的内容进行调整补充，增加了中医的诊断方法、治疗方法、中药使用知识、《内经》概论及中医大事年表等，拟以改版。改版后的教材更加切合教学实用，更可读易学。

感谢九十八岁高龄的恩师金世元国医大师为本书改版题词并作序！

感谢十年来国医启蒙馆全体教师的辛勤付出！

感谢关心支持国医启蒙馆工作的领导和社会各界人士！

感谢为本书文字录入工作做出贡献的刘帼豪、杨静、马铭科同志！

谭波

2025年3月

编写说明

中医药发祥于中华大地，是中国各族人民在几千年生产生活实践和与疾病作斗争中逐步形成并不断丰富发展起来的，蕴含了中华民族深邃的哲学思想，中医药一脉相承的历史脉络，体现了中华文明的源远流长。

为了让孩子们了解中医药的发展历史，感受灿烂的中医文化，我们编写了这本《中医史上的那些人与事儿》。该书以历史时期为主轴，简明条理地介绍了中医发生、发展的历史，历代医学发展的特点和主要成就，中国医学史上重大的医事活动，以及历代名医（共53位）所做的贡献、轶事传奇。读来历史如长河清淅，名医栩栩如生，足可唤起民族自信，激励后学。

中医药五千年历史，本书言其大概，难免顾全，不当之处恳请读者提出，以利再刊改正。

编者
2025 年 2 月

目　录

第五章 近现代时期

第一章
远古至三国时代

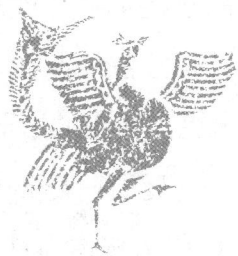

一、时代特征

远古至春秋战国时期是中医药的起源及早期实践知识积累的时代。追溯至约 170 万年前，中国大地上已有人类栖息繁衍，历经猿人、古人至新人的漫长岁月。公元前 7000 年，生产力尚显低下，社会发展迟缓，人类社会进入了原始的氏族社会阶段，这一时期可视为人类文化的蒙昧时期。直至公元前 2000 年，私有制的萌芽与国家的建立，宣告了奴隶时代的来临，即夏、商、周"三代"的辉煌历程，标志着人类社会正式步入文明的新纪元。

这一时期，医学知识的记载可见于甲骨文以及《山海经》中关于疾病和药物的描述。例如，在远古时代，人们偶然发现，当身体某部位受到物体如石头、荆棘等的刺激时，疼痛会有所缓解。基于此，古人开始有意识地使用尖锐物品刺激这些部位，或故意刺破皮肤以放血，以此减轻痛苦。这种做法标志着针灸疗法的起源。随着时间的推移，人们掌握了挖掘和磨制技术，制作出更为精细的石器，用于刺激身体以治疗疾病，这些便是最早的医疗工具——砭石。砭石不仅用于治疗，还被用于切开化脓性感染灶以排脓，因此它又被称为针石。《山海经》中提到："有石如玉，可以为针"，即是对针石的描述。考古发现也多次证实了砭石的存在，表明砭石是后世针刀的前身。此外，《尚书》《左传》《国语》等古籍中也记载了医事活动，《管子》中有关于人体形成的描述。关于这一时期的医学传说，多见于战国至秦汉以后的著作中，例如关于医学起源的传说，包括伏羲制九针、神农尝百草、禹益制酒、伊尹制汤液等。这些传说中的伏羲创畜牧、神农创农业、禹益制酒、伊尹烹调，均属于生产实践的范畴。由此可以推断，最初的医学知识源于对生产实践中经验的总结。

战国时期延续了超过两个半世纪（公元前476年至公元前221年），标志着我国从奴隶制社会向封建社会过渡的重大变革。得益于铁器的广泛使用和生产力的释放，各国纷纷鼓励农业和军事活动，从而促进了社会经济的显著增长。这一时期，众多经济和文化中心城市应运而生。伴随着各种学派思想的涌现，我国历史上迎来了文化学术的首个黄金时期，即人们常说的"诸子百家，争鸣竞放"的时代。在医学领域，这一时期的进展可以概括为：从实践经验的积累迈向医学理论的初步形成。

在这一时期，积累的实践经验主要分为两大类：一是缓解病痛的方法；二是对疾病特征的理解。砭石灸刺和药物应用在原始社会积累了丰富的经验。《山海经》中对病名的记载增多，反映了人们对疾病认识的逐步深化，从模糊的描述到明确的症状，再到对病名的系统归纳。春秋时期，政治、经济和文化经历了重大变革，医学也迅速发展。医学逐渐摆脱了巫术的束缚，开始独立发展。这一转变主要体现在三个方面：首先，巫医的地位开始衰落，如子产、晏婴等人对疾病进行了论述；其次，出现了专业的医生，例如秦国的医和、医缓等；第三，医学理论开始萌芽，如医和对病因的论述。在医和与晋平公的对话中，他不仅详细解释了"蛊"病的含义，还运用了阴阳、四时、五行、五声、五色、五味、六气等中医病因学和诊断学理论。《左传·昭公元年》记载："天有六气，降生五味，发为五色，徵为五声，淫生六疾。六气曰阴、阳、风、雨、晦、明也。分为四时，序为五节，过则为灾。阴淫寒疾，阳淫热疾，风淫末疾，雨淫腹疾，晦淫惑疾，明淫心疾。"这些理论都促进了后世中医理论的发展。

秦汉时期标志着我国封建君主制度的建立、巩固与发展，同时也是中医学理论体系萌芽的关键时期。在两汉初期，政治清明，经济繁荣，国家实现了迅速发展。尽管在两汉末期及三国时期，动乱与战争频发，但整体而言，社会的各个方面均取得了进步，科学与文化亦蓬勃发展。这些成就为我国医学理论的形成提供了极为有利的条件。

在这一时期，大量医学典籍开始涌现，诞生了扁鹊、华佗、淳于意、张仲景等杰出的医学家。至今仍存的医学文献包括《黄帝内经》《难经》《神农本草经》《伤寒论》和《金匮要略》五部经典，以及马王堆出土的帛书和竹简文献，例如《五十二病方》，还有武威出土的木简《治百病方》。除此之外，《史记》中的《扁鹊仓公列传》，《后汉书》和《三国志》中的华佗传记，《周礼·天官冢宰》中关于医官的记载，以及《吕氏春秋》和《淮南子》中的一些医学相关记载，都是相当可靠的史料来源。这一时期，中医学的四大经典著作——《黄帝内经》《难经》《伤寒杂病论》和《神农本草经》的问世，标志着中医学理论体系的初步确立。

二、著名医家、著作及轶事传奇

（一）神农氏

1. 生平

神农氏，姜姓，发现并引导了古人对火的使用，被誉为炎帝，其活动时期大约在公元前 3400 年，属于中国上古时代。他被尊为陕西、湖北地区姜氏部落的共主，出生地为烈山（今湖北省厉山镇）。据传，炎帝还开创了陶器的制作，这一发明与农业耕作几乎同时兴起，成为继火的使用之后的又一重大创新。此外，炎帝还亲自尝试各种草药以辨识其药性，据说在这一过程中不慎服用了剧毒草药，因无法救治而献出了生命。

2. 著作

《神农本草经》，亦称《本草经》或《本经》，是中医学四大经典著作之一，起源于远古神农氏时代，是现存最早的中药学著作。众多医学家对药物学经验的搜集、总结与整理，通过世代口耳相传，大约在东汉时期，这些知识被系统地集结，从而编纂成本书。

自秦汉时期起，随着交通日益便捷，边疆少数民族地区特产如犀角、琥珀、羚羊角和麝香，以及南海地区的龙眼、荔枝核等珍稀药材，逐渐被内地医家所采用。东南亚及其他地区的药材亦源源不断地输入中国，极大拓展了人们的药材知识库。《神农本草经》汇集了汉代以前人们的药物知识，记录了365种药物，其中包括植物药252种，动物药67种，矿物药46种。根据药物的特性和用途，这些药物被分为上、中、下三品，这一分类法被称为"三品分类法"，以应"天、地、人"三才。上品药物旨在养生，与天相应，共计120种，均为无毒之品，如人参、甘草、地黄、大枣等，适合长期服用。中品药物旨在养性，与人相应，同样有120种，无毒或有毒，其中一些能补虚扶弱，如百合、当归、龙眼、鹿茸等，另一些则能祛邪抗病，如黄连、麻黄、白芷、黄芩等。下品药物主要用于治病，与地相应，共有125种，其中多为有毒之物，如大黄、乌头、甘遂、巴豆等，不宜长期服用。这便是我国药物学最早的分类法，被后世各代所沿用。书中还详细记载了君、臣、佐、使、七情（单行、相须、相使、相畏、相恶、相反、相杀）、四气（寒、热、温、凉）以及五味（酸、苦、辛、甘、咸）等药物学理论。经过长期临床实践和现代科学研究验证，书中所记载的许多药物药效，如麻黄治喘、黄连治痢、海藻治瘿等，大多确有其实。

3. 轶事传奇

据古籍记载，古昔之时，五谷、药草与杂草混生，民众难以分辨其用途。彼时，人类依赖狩猎为生，然猎物渐稀，饥饿如影随形。面对民生疾苦，神农氏深思熟虑，昼夜不息，终得良策。次日，他率众臣民自随州历山启程，向西北崇山峻岭进发。历经七七四十九日之艰辛跋涉，众人终抵一神秘之地。该地山峦叠嶂，峡谷纵横，奇花异草遍布，香气袭人。山峰直插云霄，峭壁如削，瀑布悬挂，青苔满布，似无登天之路。臣民皆劝返，然神农氏坚定不移，言："百姓饥寒交迫，吾辈岂能弃之不顾！"他立于小石山之巅（后人称此峰为"望农亭"），环顾四周，苦思良策。忽见金丝猴沿古藤朽木攀援而上，神农氏受此启发，命臣民伐木割藤，依山崖搭建阶梯。自春至冬，风雨无阻，历经一年，终成三百六十层之天梯，直达山顶。山顶之上，花草繁茂，五彩斑斓。神农氏亲自品尝，昼夜不息，详加记录：何者苦涩，何者甘甜，何者性温，何者性寒，何者可充饥，何者可疗疾，皆一一载明。尝遍一山又一山，历时七七四十九日，神农氏踏遍群山，终得五谷之种，以解民食之困；又识草药三百六十五种，著成《神农本草经》，以济世救人。此即"神农尝百草"之典故。后世为纪念神农氏之功德，遂将此广袤林海命名为"神农架"。

（二）黄帝

1. 生平

黄帝，作为中华民族的始祖，姓姬，别号轩辕氏、有熊氏。他是中国远古时期部落联盟的领袖，所处年代大约在公元前2700年至公元前2500

年之间。据传，黄帝的诞辰是农历三月初三，自出生起，黄帝便展现出非凡的智慧与灵性，幼年即能言，到了 15 岁，他已无所不晓。20 岁时，黄帝继承了有熊国君的王位，成为氏族领袖。在他的领导下，有熊氏的势力迅速壮大，形成了一个独立的黄帝部落，并统一了华夏。后世之人将黄帝、岐伯、雷公之间的对话，以问答的形式编撰成《黄帝内经》，这部典籍成为我国医学宝库中现存最早的医学著作。

2. 著作

《黄帝内经》是我国医学宝库中现存最早的一部医学典籍，分《灵枢》和《素问》两部分，汇集了我国劳动人民长期与疾病斗争的宝贵经验。这部典籍并非一朝一夕完成，其作者亦非一人。起源于轩辕黄帝，经过历代医家和医学理论家的共同努力，联合增补和创作，大约成书于战国至秦汉时期。

《黄帝内经》采用黄帝、岐伯、雷公对话和问答形式，阐述了疾病的病机和病理，提倡预防胜于治疗，强调养生、摄生、益寿、延年。这部著作是研究人的生理学、病理学、诊断学、治疗原则以及药物学的医学巨著，奠定了中医学"阴阳五行学说""整体观思想""脏腑经络学说"等理论基础，为后世医学理论之源。

（三）扁鹊

1. 生平

扁鹊，约在公元前 5 世纪出生，据历史考证，是渤海郡郑人，本名秦越人，而"扁鹊"这一称谓源自古代传说中一种能够治愈人类病痛的神鸟。由于秦越人的医术极为精湛，治愈了许多濒临死亡的病人，人们便尊称他为"扁鹊先生"。扁鹊游历于各国之间，不仅为王侯贵族看病，也致力于为普通百姓解除病痛，因此名扬天下。

扁鹊以其实事求是的医学研究态度，广泛吸纳民间医疗知识，并继承及发展了前人的医学理论。他在医学领域取得了显著成就，并在民众中赢得了极高的声誉。然而，不幸的是，扁鹊也遭遇了一些卑鄙之人的陷害。公元前 310 年，因秦太医令李醯的嫉妒与忌恨，扁鹊被其指派的人所暗杀。扁鹊的墓地位于陕西省临潼县南陈村，至今遗址犹存。

2. 著作

关于扁鹊的记载，散见于《战国策》《史记》《列子》《说苑》等古籍。遗憾的是，他的一些著作，包括《扁鹊内经》九卷和《扁鹊外经》十二卷，均已失传，仅在《汉书·艺文志·方技略》中有所提及。目前唯一保存下来的，是后世汉代人整理的《难经》一书。

《难经》，原名《黄帝八十一难经》，相传由战国时期名医扁鹊所著。该书采用问答形式，系统解答了 81 个医学难题，因此也被称为《八十一难》。书中详尽探讨了人体内脏的功能与形态、诊断方法、脉象分析以及经络和针灸技术等多方面内容，主要涵盖三方面内容：首先是通过脉诊来识别疾病，涉及诊断学问题；其次是描述内脏形态结构，包括其大小和解剖学问题；最后是论述关于经络穴位、奇经八脉、脏腑气血输注以及针灸技术等针灸学问题。这三个方面是扁鹊最为精通的领域，亦有学者认为该书可能是后人托名扁鹊的作品。

3. 轶事传奇

扁鹊医术广博，无所不精。昔日，扁鹊途经虢国，目睹民众正举行祈福消灾仪式，遂询问缘由。得知太子已逝半日，扁鹊细询病情，断定为"尸厥"之症，即突发性昏迷，状似死亡，实则鼻息尚存。随即，扁鹊亲自施治，命弟子研磨针石，刺百会穴，并制备药效深入肌理之熨药，辅以八减方药物综合治疗。令人称奇的是，太子竟于治疗后苏醒，恢复如常。扁鹊虽被誉为"起死回生"，然其本人谦逊表示，实则是救治本应存活之人，非真正复活死者。

另有一事，扁鹊访蔡国时，蔡桓公因其盛名而设宴款待。扁鹊诊视蔡桓公后直言："君王之疾，初现肌肤，若不治，恐将加剧。"蔡桓公不以为然，反生不悦。五日后再见，扁鹊告之："病已入血脉，宜速治。"蔡桓公依旧不信，且怒色更甚。又五日，扁鹊复见蔡桓公，言病已侵肠胃，治疗更为棘手。蔡桓公大怒，恶闻病语。再五日，扁鹊望见蔡桓公，竟匆匆回避。蔡桓公不解，遣人询问。扁鹊答曰："初时病在肌肤，熨药可愈；入血脉，针刺、砭石可治；至肠胃，酒剂或可奏效；然病入骨髓，则无药可医。今大王之病已深入骨髓，吾已无能为力。"果不其然，五日之后，蔡桓公病重，急召扁鹊，而扁鹊已去。不久，蔡桓公病逝。

（四）淳于意

1. 生平

淳于意（公元前215~？），乃西汉时期临淄（今属山东）之杰出医学家。因其曾任齐国太仓长之职，后世尊称其为"太仓公"，或简称"仓公"。淳于意深谙医道，擅长辨证审脉，治疗疾病多获奇效。其医术承自公孙光，并深入研习公乘阳庆所传之黄帝、扁鹊脉书，为我国西汉医学界之璀璨明星。淳于意首创诊籍，即后世所称之医案，此举具有里程碑意义。《史记》中详尽记载了其所撰之25例医案，此为我国现存最早、最完整的病史记录。医案之中，详尽记录病人之姓名、年龄、性别、职业、籍贯、病状、病名、诊断、病因、治疗方案、疗效及预后等关键信息，充分展现了淳于意的医疗学术思想及在医案记录方面所做出的创造性贡献。

尤为难能可贵的是，淳于意在诊籍中如实报告了治疗效果，其中明确记载有 10 例病人虽经全力救治，终因病情严重而未能挽回生命。此举不仅体现了淳于意作为医者的严谨与诚实，更彰显了中国古代医家实事求是、勇于担当的优良传统。

2. 轶事传奇

淳于意的病案中曾经详细记载了一段关于齐国贵族黄长卿举办的一场盛大的宴会。在这场宴会上，许多显赫的宾客都受邀出席，其中也包括著名的医学家淳于意。淳于意在宴会上细心观察每一位宾客的气色和举止，他的目光最终停留在了王后的弟弟宋健身上。淳于意敏锐察觉到宋健身上似乎有些不适，于是急忙走到宋健身边，关切地告诉他："你已经患病四五天了，从你的面色和动作来看，腰部疼痛得厉害，以至于无法自由地俯仰身体，同时小便也显得十分困难。这种病症若不及时治疗，恐怕会迅速蔓延至五脏六腑，后果不堪设想。你必须抓紧时间，尽快进行治疗。"宋健听后，对淳于意的诊断表示了认同，并且感激地接受了淳于意的建议。随后，淳于意根据宋健的病情，精心调配了一剂名为"柔汤"的中药方剂。这剂药方是淳于意根据多年的经验和对药材的深刻理解所创制的，旨在调和身体的阴阳平衡，缓解腰部疼痛，并促使排尿顺畅。宋健按照淳于意的指导，坚持服用了这剂"柔汤"，经过 18 天的调理和治疗，他的病情果然得到了显著改善，最终完全康复。

另一则轶事：齐国的国王邀请淳于意为他的侍女们进行健康检查。在众多侍女中，有一个名叫竖的女子，她在轮到自己接受诊断时，向淳于意表示自己并没有任何不适之处。然而，淳于意在仔细为她诊查之后，私下里对队长透露了自己的看法。他告诉队长，尽管从表面上看，竖的毛发色泽和脉象都显得正常，没有任何衰减的迹象，但实际上她的脾胃已经受到了疾病侵袭，因此他建议不要让竖过度劳累。淳于意还特别提醒，到了春天的时候，竖可能会因为病情加重而吐血身亡。队长听从了淳于意的建议，对竖的日常活动进行了适当调整，以避免她过度劳累。然而，尽管采取了预防措施，春天来临时，竖还是不幸在一次意外中摔倒在厕所里，随后吐血不止，最终不幸离世。这个悲剧性的结局验证了淳于意的诊断和预言，显示了他在医学领域的高超技艺和深邃的洞察力。

（五）华佗

1. 生平

华佗（？~208年），字元化，亦名旉，沛国谯县（今安徽省亳州市）人，是东汉末年杰出的医学家。他与董奉、张仲景并称为"建安三神医"。年轻时，华佗曾游历四方学习，其行医之路遍布安徽、河南、山东、江苏等地，致力于医学研究，而不追求官场生涯。华佗的医术全面，尤其在外科领域造诣深厚，擅长手术操作，并且在内科、妇产科、儿科、针灸等医学分支上都有精湛的技艺。

华佗留下了两项划时代的发明。首先，他研制出了"麻沸散"这一世界医学史上最早的麻醉剂。根据日本外科学家华冈青州的研究，麻沸散的配方包括曼陀罗花一升，以及生草乌、全当归、香白芷、川芎各四钱，炒南星一钱。华佗通过让病人饮用掺有酒的麻沸散来施行腹部手术，从而开创了全身麻醉手术的先河。在中国医学史上，这一创举是前所未有的，在全球医学史上也极为罕见。他的这一发明比美国牙科医生摩尔顿在1846年发明的乙醚麻醉早了1600多年，因此华佗被誉为"外科圣手"和"外科鼻祖"。其次，华佗还创立了"五禽戏"，包括虎戏、鹿戏、熊戏、猿戏和鸟戏，旨在指导人们进行身体锻炼，这被认为是中国最早的医疗体育记录。华佗卓越的医术为他赢得了"神医华佗"的美誉，而"华佗再世"和"元化重生"则成为后世对医术高超医师的赞誉之词。

2. 轶事传奇

华佗自幼酷爱读书，矢志以医术济世，故专心致力于医学之道。在其一生中，他曾三度舍弃仕途之诱惑，面对权势不为所动，坚决拒绝为统治阶级服务，而选择在民间行医，以造福广大民众。他的足迹遍布山东、江苏、安徽、四川等地，为无数病人解除了病痛。

据《三国志》所载，当时魏国丞相曹操罹患"头风"之疾，发作时头痛欲裂，唯华佗施以针灸之术方能奏效，且往往针到病除，展现了其高超的医术。然而，曹操虽欲将华佗留在身边作为侍医，但华佗心怀苍生，不愿仅为一人服务而错失救治更多人的机会，遂以"久居许昌，思乡情切"为由请假归乡。

此后，曹操多次遣人邀请华佗返回，但华佗以"妻子病重"为由婉拒。当曹操得知其妻并未患病后，极为震怒，遂下令将华佗押回许昌并处以极刑。华佗虽逝，但其医术与医德永载史册。其遗体被安葬于徐州王陵路，墓地至今尚存，成为后人缅怀其丰功伟绩之地。

（六）张仲景

1. 生平

张仲景（2世纪中~3世纪），名机，字仲景，系南郡涅阳（今河南南阳）之人士，乃东汉末年一杰出医学大家。张仲景生平崇尚节制私欲，注重消除嫉妒之心。其于长沙太守任内，秉持公正无私之原则，廉洁奉公，不以权势、财富为念，而将心力倾注于医学典籍之研读，矢志不渝地投身于救死扶伤、治病救人之崇高事业。

张仲景常于公务之余，不辞辛劳地为广大民众诊疗疾病，无论亲疏、富贵贫贱，皆一视同仁，施以仁心仁术。时至公元3世纪，张仲景在深入研习《素问》《灵枢》《难经》等古典医学典籍的基础上，广泛搜集并整理民间有效药方，结合自身丰富的临床经验，撰成《伤寒杂病论》这一不朽巨著，为中医辨证论治理论之形成奠定了坚实基础，后世因而尊称其为"医圣"。

2. 著作

《伤寒杂病论》是一部具有深远影响的医学经典，其以六经理论辨析伤寒病证，以脏腑学说区分杂病类型，从而构建了中医学辨证施治的核心理论框架与治疗准则，为临床医学的持续发展奠定了坚实的基础。后世学者为了更深入地研究与传承，将此书细分为《伤寒论》与《金匮要略》两部分。《伤寒论》中详细记载了113首方剂（经核实，实际应为112首方剂，因禹余粮丸仅有方名而无具体药物记载），而《金匮要略》则收录了262首方剂。在剔除两者间的重复方剂后，两部著作实际收录的方剂总数为269首，这些方剂广泛覆盖了临床各科常见病的治疗，因此被尊称为"方剂学之鼻祖"。

3.轶事传奇

在张仲景所处的时代，社会普遍弥漫着巫术迷信的阴霾，导致巫婆与妖道之流乘势而起，他们以欺诈手段坑害民众，攫取不义之财。许多贫困家庭面对疾病时，往往选择依赖这些装神弄鬼之徒，寄希望于符咒之水能够治愈病患，却不幸因此错失良机，最终既失去了亲人，又耗尽了家财。张仲景对此类巫医、妖道深恶痛绝，每每目睹他们妖言惑众、草菅人命之时，便挺身而出，以理据争，并以实际医疗成效反驳巫术迷信的荒谬，力劝民众回归对医学的信任。

某次，张仲景偶遇一位妇女，她时而哭泣，时而欢笑，精神状态异常，仿佛被无形之物所困扰。其家属受巫婆蛊惑，坚信此乃"鬼怪附身"之兆，欲请巫婆前来"驱邪"。张仲景细心观察该妇女的面色与病状，并详细询问了病情，随后向家属阐明真相："此女之症，绝非鬼怪作祟，实为'热入血室'之疾，系因遭受重大刺激所致。此病可治，而真正的恶魔，乃是那些利用人心恐惧、行骗敛财的巫婆，她们才是活生生的'鬼魅'，切不可让她们继续荼毒生灵，否则后果不堪设想。"在征得家属同意后，张仲景精心制定了治疗方案，运用针灸之术为病人施治。数日后，该妇女病情渐趋好转，精神恍惚之状亦随之消散。自此以后，众多贫困病人不再轻信巫医之言，转而寻求张仲景的诊治，从而使得众多苦难之人得以重获健康。

第二章

两晋至隋唐五代

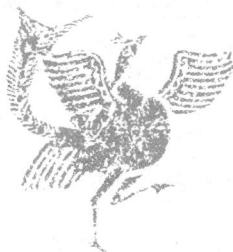

一、时代特征

两晋至隋唐五代时期中医药学全面发展。自汉末三国鼎立至隋朝统一，尽管连年战争严重破坏了生产力，但这一时期有两大特点不容忽视：首先，北方因各民族间的斗争与交融，经历了民族大融合；其次，东晋南迁带动了中原人口大规模南移，促进了南方经济的显著增长，为中国未来的统一和领土扩张奠定了有利基础。因此，在唐朝实现统一后，迅速迎来了经济繁荣、文化昌盛、国力雄厚的"贞观之治"，成为继汉代之后我国历史上的又一辉煌时期。

在这一时期，医学著作如雨后春笋般涌现，包括晋代王叔和的《脉经》、皇甫谧的《针灸甲乙经》、葛洪的《肘后备急方》，南北朝陶弘景的《神农本草经集注》，隋代巢元方的《诸病源候论》，以及唐代孙思邈的《备急千金要方》和《千金翼方》，王焘的《外台秘要》，还有王冰的《补注黄帝内经素问》等。这一时期医学发展的主要特点是实践医学显著进步，主要体现在两个方面：首先是对疾病的认识，无论是在广度还是深度上都有了显著的发展。例如，《诸病源候论》记录了超过1700种病候，对某些疾病的描述十分详尽和明确。不仅如此，该书还对每一种病候进行了原因探究和机制分析，并依据《黄帝内经》理论进行解释，为辨证论治的普及奠定了坚实的基础。其次，医方大量涌现，无论是孙思邈的《备急千金要方》还是王焘的《外台秘要》，每种疾病下都列出了众多的医方，有的疾病附有数个方子，有的则有十数个，甚至有些疾病附有数十个方子。此外，这一时期还受到了魏晋清淡和道家养生思想的影响，服石和炼丹曾一度成为风尚。随着佛教的传入，印度医学和西域的药物也大量传入中国。

二、著名医家、著作及轶事传奇

（一）王叔和

1. 生平

王叔和（公元 3 世纪），名熙，汉族，籍贯为中国古代晋朝的山阳郡高平（今山东省微山县两城镇）。王叔和是魏晋交替时期的杰出医学家及医书编纂者，在中医学的悠久发展历程中，具有举足轻重的地位，其两大卓越贡献尤为显著：一是对《伤寒论》进行了系统整理与编纂；二是亲自撰写完成医学经典著作《脉经》。

2. 著作

《脉经》是中医脉诊学的经典著作，也是我国现存最早的脉学专著。全书共分为 10 卷 98 篇。该书汇集了汉代以前的脉学精华，系统整理了《黄帝内经》《难经》以及张仲景、华佗等人的相关论述，并在阐释脉理的同时，紧密结合临床实践。首先，它将脉象归纳为 24 四种，并对每一种脉象进行了详尽描述。其次，它确立了三部脉法和脏腑分候定位，基于《难经》理论，将传统的寸、尺二部脉法扩展为寸、关、尺三部脉法。脏腑定位方面，除了历代对大小肠、三焦脉位存在一些争议外，其余部分一直被沿用至今。第三，书中对不同脉象的临床意义进行了深入探讨，对脉象主病进行了原则性概括，例如"迟脉主寒""洪脉主热"，并结合脉象、症状、病理机制及治疗进行了综合分析。《脉经》还收集并保存了晋代以前的诊脉方法、脉象变化以及脉象的临床意义等宝贵资料。

另著有《脉诀图要》6卷，《脉赋》1卷，《脉诀发蒙》3卷，《论病》6卷等，可惜都已失传。

3. 轶事传奇

据说，曾有一个人为了测试王叔和的医术，用煮沸的槐花水涂抹全身，伪装成黄疸病病人，请求王叔和进行治疗。王叔和经过诊断，断言："你已中槐毒，病情危重，即便用药也恐怕为时已晚！"最终，这个人因试图考验王叔和的医术而丧失了生命。

有一天，王叔和途经一个村庄，目睹村民正抬着棺材进行葬礼。他注意到棺材中滴出鲜血，便上前询问："此人因何病而亡？"得到的回答是："难产。"王叔和沉思片刻后提出："请诸位放下棺材，让我查看一下。"这一请求遭到了送葬人的责难，但也有家属表示："放下看看也无妨。"当棺材被打开后，王叔和经过仔细诊断，认为病情尚可挽救。他为产妇施以针灸，不久产妇便"复活"，婴儿顺利出生，家属和亲友欣喜若狂，旁观者无不赞叹。从此，"襄阳有个王叔和，死人能医活"成为流传的美谈。

（二）皇甫谧

1. 生平

皇甫谧（公元215~282年），字士安，幼名静，晚年自称为玄晏先生，系西晋时期安定朝那（今甘肃省平凉县朝那镇）人士。皇甫谧乃晋代卓越的针灸学专家，其生平经历与学术贡献，在医学及文学领域均享有盛誉，尤其在针灸学史上占据举足轻重的地位，被誉为"针灸鼻祖"。

皇甫谧早年家境贫寒，失学多年，后在叔母的悉心教导下，于20岁时励志求学，勤勉不辍，一边耕作以维持生计，一边刻苦攻读，终成大器，成为一代名医。皇甫谧精通医学之道，在针灸学领域有着卓越的成就和深远的影响。皇甫谧强调"上工治未病"的医学理念，即高明的医生应擅长运用针灸等疗法来预防疾病、保健身体；同时，他也提出"中工刺未成"，意指能对疾病进行早期诊断与治疗的医者，亦属医术精湛之辈。这一观点凸显了皇甫谧对预防医学及早期治疗的高度重视。此外，他还以"下工刺已衰，下下工刺方袭"来评价那些未能及时进行有效诊疗的医者，将其归为下工、下下工之列，视为医术不精、未能尽责的医生。这一评价标准不仅促使医者对自身严格要求，不断提升医术，也为针灸治疗的发展注入了强大动力与活力。

综上所述，皇甫谧的学术思想与贡献对于医学，尤其是针灸学的发展具有深远的影响与重要的推动作用。

2. 著作

《针灸甲乙经》共 12 卷，分为 128 篇，该著作对《素问》《灵枢》《明堂孔穴针灸治要》三部古典医学文献的核心内容进行了系统的重新分类和编排，被视为中国现存最早的针灸学专著。书中内容涵盖脏腑、经络、腧穴、病机、诊断、针刺手法、刺禁等关键领域，记载了 349 个腧穴，对穴位的主治功能与使用禁忌进行了深入论述，并对操作手法进行了精炼总结，对针灸学的发展产生了深远影响。公元 701 年，日本政府在制定医药职令时，将本书定为医学士的必修教材。此外，皇甫谧还编纂了《帝王世纪》《高士传》《逸士传》《列女传》以及《元晏先生集》等多部著作。

3. 轶事传奇

皇甫谧大约出生于三国末期，当时他的家族已显衰落。由于他的叔父无嗣，他便被过继为叔父之子。叔父对皇甫谧宠爱有加，不愿对他严加管教，导致少年时期的皇甫谧沾染了当时官宦富豪子弟的恶习，不勤于学业，而是四处游荡，沉溺于吃喝玩乐，时常惹是生非。因此，乡邻们普遍轻视他，认为他将来难成大器。

直到皇甫谧20岁那年，婶母深感失望，含泪对他说："昔日孟母三迁，是为了让儿子得到良好的熏陶；曾父杀猪，是希望以身作则，成为儿子的榜样。难道是我没有孟母、曾父那样的德行，才导致你如此不成器吗？充实学识、修养德行，对你的一生至关重要，对我又有何益？如果你继续不思进取，就请离开，走得远远的。"婶母的话语深深触动了皇甫谧，他决心改过自新，开始勤奋学习，拜当地知名学者为师，逐渐成长为一位著名的学者。乡邻们见他废寝忘食地学习，不浪费一分一秒，便给他起了个绰号"书痴"。

皇甫谧因不懈努力而学识渊博，对经、史、子、集及文学、历史等领域均有深入研究，造诣颇高。他尤其擅长撰写文章，创作了许多广为传颂的诗赋。当时，著名文学家左思耗时十年完成《三都赋》，仰慕皇甫谧的才华，特邀他撰写了一篇精彩的序文。《三都赋》及其序文一经问世，立即引起巨大轰动，洛阳城内的权贵竞相抄录，导致城中纸价飙升。这就是"洛阳纸贵"这一典故的由来。

（三）葛洪

1. 生平

葛洪（公元281~341年），字稚川，自号抱朴子，道号葛仙翁，系晋代丹阳句容（今江苏省句容县）人士。葛洪被誉为我国炼丹术的先驱者，同时亦是东晋时期的杰出医者及预防医学的开创者。葛洪一生笔耕不辍，其著作包括《肘后备急方》、《抱朴子》、《金匮药方》100卷、《杏仁煎方》1卷、《玉函方》及《葛氏单方》等，遗憾的是，这些宝贵文献大多已遗失，未能流传至今。

葛洪在医学领域的卓越贡献，主要体现在以下五个方面：首先，他深化了对温病学的认识。在"冬伤于寒，春必病温"等理论基础上，葛洪明确指出伤寒学说无法全面涵盖所有发热性疾病的规律，因而倡导另辟蹊径，制定新的治疗方法，以应对非伤寒类发热性疾病。他亲自编纂应急处方及单验方，为《伤寒论》在温病治疗方面的内容进行了有效补充。

其次，葛洪为免疫学的发展奠定了重要基础。在《肘后备急方》中，他针对狂犬咬伤提出了独特的治疗方法："杀所咬犬，取脑敷之，后不复发。"此法的核心理念在于"以毒攻毒"，旨在防止病情复发。这一思想对后世免疫学的形成与发展具有深远影响。

第三，葛洪在《肘后备急方》中首次提出了青蒿抗疟的治疗方法，为疟疾的防治开辟了新的途径。

第四，葛洪开启了化学制药的先河。葛洪精通炼丹术，这一技艺可视为化学制药的萌芽阶段。他总结了秦、汉以前炼丹术的经验，深入探索物质变化的规律，为后世化学制药的发展奠定了坚实基础。

最后，葛洪在临床医学方面亦做出了杰出贡献。他针对脚气病提出了使用大豆、牛乳、蜀椒、松节、松叶等进行治疗的方法。西医学研究证实，这些药物富含维生素 B_1，这一发现较国外类似研究早了千余年。此外，葛洪还采用催吐法救治药物中毒病人，对霍乱病有独到见解，并首次描述了晕动病的症状，这些成就均在我国医学史上具有开创性意义。

2. 著作

《抱朴子》是一部集大成的综合性丛书，其内含的"金丹""仙药""黄白"三篇，堪称我国古代炼丹术与化学制药方法的权威著作。

《肘后备急方》，通常简称为《肘后方》，大约成书于公元341年，不仅是中国首部临床急救手册，也是中医治疗学的重要专著。这部作品共分为8卷，包含70篇文章。葛洪从其先前的著作《玉函方》中摘录了适用于急救医疗、效果显著的单验方剂和简明灸法，汇编成册。随后，在梁代，陶弘景对这部作品进行了增补，加入了101首新的方剂，并将其更名为《补阙肘后百一方》。到了金代，杨用道又从《证类本草》中摘取了单方作为附录，使得这部作品进一步丰富，最终形成了现存的《肘后备急方》。

（四）陶弘景

1.生平

陶弘景（公元456~536年），字通明，晚年自号华阳隐居、华阳真逸、华阳真人，为刘宋时期丹阳秣陵（今江苏句容）人。自幼聪慧，博学多才，性格喜好山林，热衷道术研究，尤擅著书立说。曾任齐宜都王侍读，后选择隐居于茅山华阳洞，皈依道教，并在修行之余，潜心丹鼎之术，炼制了大量丹药。梁武帝曾欲征召其入朝为官，然其坚决推辞，最终据传以"尸解"方式离世，享年81岁。

陶弘景不仅在天文、地理、气象等领域造诣深厚，更精通医药之学。他长期致力于游仙采药与丹药炼制，积累了丰富的医药学实践经验。鉴于《神农本草经》历经战乱损毁与多次传抄过程中的错简问题，导致原书残缺不全，陶弘景依据所存残卷，进行了大量细致的归纳整理、增补修订工作，最终编纂成《本草经集注》一书，为我国药学的发展与进步做出了卓越贡献。

2. 著作

陶弘景一生著述颇丰，累计约达223篇。其中，《本草经集注》一书尤为突出，是其在医药学领域的杰出贡献，该书共计7卷，于公元536年前后编纂完成。该书在继承《神农本草经》所载365种药物的基础上，依据《名医别录》进行了系统增补与整理，新增药物同样达到365种，总计收录药物730种。全书采用科学严谨的分类方法，将药物细分为玉石、草、木、果、菜、有名未用六大类，构建了条理清晰、系统完整的中药学知识体系。

《本草经集注》不仅详细阐述了药物的产地、采集与炮制方法对其疗效的深远影响，还深入探讨了药用植物的鉴别技巧，并对古今药物度量衡进行了细致考订。这一著作不仅是对《神农本草经》的继承与发展，更是我国中药学领域继往开来的重要里程碑，标志着中药学分类体系的科学化与系统化。

该书自问世以来，便广受赞誉与传颂，自唐代至北宋初年一直流传不衰。然而，随着公元973年（宋开宝六年）《开宝本草》的广泛流传，《本草经集注》逐渐淡出了人们的视野。尽管如此，其精华内容仍被后世医家所珍视，部分篇章散见于《经史证类备急本草》等典籍之中。遗憾的是，目前仅存敦煌石室所藏的序录残本，为我们研究这部珍贵著作提供了宝贵的线索与依据。

此外，葛洪还编写了《效验方》5卷，详细记录了丰富的临床实践经验。

《肘后百一方》是在对葛洪《肘后备急方》的散佚部分进行搜集和整理的基础上，加以增补而完成的。在原有的79首方剂基础上，新增了22首方剂，总计101首方剂。这部著作不仅涵盖了内外科疾病的治疗，还深入探讨了药物学，全书分为三卷：上卷包含 35 首方剂，主要针对内科疾病；中卷同样包含 35 首方剂，主要讨论外科病症；下卷则有 31 首方剂，专注于治疗由各种物质引起的疾病。该书忠于葛洪的初衷，成为一部适用于紧急情况下的急性病症药物指南。

（五）巢元方

1. 生平

巢元方乃我国古代医学领域中，对病源进行深入探讨及证候详尽描述之杰出代表，其传世之作《诸病源候论》更是此方面之巅峰。该书于隋大业年间（公元 605~616 年）由巢元方以太医博士之身份，秉承皇命编纂而成，全书聚焦于疾病之根源与症状表现，而未涉及治疗方剂之记载。

巢元方通过《诸病源候论》这部不朽之作，向后世传承了他在医学实践中积累的丰富知识与宝贵经验。他对众多疾病之病源，均有着早于时代的深刻理解与详尽阐述，这些论述不仅具有高度的真实性，而且在许多疾病的临床诊断上，展现出了其独到的见解与卓越的智慧。

2. 著作

《诸病源候论》乃中国医学历史上首部全面阐述内科及各科疾病病因与证候之专著，它深刻总结了隋朝以前医学领域的辉煌成就。该书通过广泛搜集、精心编纂与系统分类，为临床各科病证提供了详尽的阐述，堪称中医病理学领域之开山鼻祖与集大成者。全书共计 50 卷，分设 67 门，详尽记载了逾 1700 条证候，深入剖析了各类疾病的病因、病理变化及临床表现。其内容之广博，涵盖内科、外科、妇科、儿科、五官科、口齿科、骨伤科等多个医学领域，尤其在传染病、寄生虫病及外科手术等领域，不乏独到见解与精辟论述，对后世医学发展产生了深远影响。

书中明确指出，部分寄生虫感染与饮食习惯密切相关，如绦虫病即由食用未熟肉类所致；同时，亦对"漆疮"这一过敏性疾病进行了早期探讨，揭示了过敏反应与个体差异之间的关联，展现了当时对免疫现象的初步认识。此外，该书还创新性地提出了"虚劳""骨蒸"等病名以描述肺痨病，这些术语至今仍被沿用。在甲状腺肿与夜盲症等疾病的论述中，亦不乏独到见解，如指出饮用特定水源可致甲状腺肿大，以及夜盲症病人夜间视力丧失等特征。

值得一提的是，《诸病源候论》在外科手术领域的贡献亦不容忽视，书中记载了肠吻合术、人工流产、拔牙等复杂手术，彰显了当时外科手术技术的高超水平。然而，与前人著作不同，该书并未深入探讨药物治疗方案，仅在每章节末尾简要提及"其汤、熨、针、石，别有正方，补养宣导，今附于后"，而将更多篇幅用于阐述"养生方"与"导引法"，共计收录相关条目二百八十九条，涉及具体方法二百一十三种，体现了巢元方对医学气功的深刻理解与独特贡献。

综上所述，《诸病源候论》的问世，不仅标志着中医病理学的发展达到了新的高度，也预示着气功在医学领域的应用步入了成熟阶段。巢元方以其卓越的医学造诣与深厚的气功修养，为后世留下了宝贵的医学遗产，开创了气功研究的先河。

3. 轶事传奇

根据《炀帝开河记》的记载，隋朝的大总管麻叔谋患有"风逆"证，无法行动，伴有头晕和恶心，因此不得不每日卧床。巢元方在为他诊断后，断定这是风邪侵入肌肤所致，病灶位于胸腔之内。他建议麻叔谋食用蒸熟的嫩羊肉，并与药粉混合食用。按照这一方法服药后，麻叔谋迅速康复。从此，他便经常采用这一方子来调养身体。由此可见，巢元方在治疗过程中展现了灵活变通的能力，能够巧妙地将药物与食物结合进行治疗。

（六）孙思邈

1. 生平

孙思邈（公元 581~682 年），系唐代京兆华原（今陕西省耀县孙原公社）之人士，后世对其尊崇有加，尊称为"药王"。孙思邈先生一生勤勉好学，博闻强识，尤以对中华医学之研究造诣颇深，是唐代医学界之杰出代表。其著作《备急千金要方》与《千金翼方》等，均为医学领域之重要典籍，不仅总结了唐代以前之医学成就，更对后世医学发展产生了深远影响。孙思邈在妇科、儿科领域的专卷论述，为宋代妇科、儿科独立成科奠定了坚实基础；其治疗内科疾病时，主张以脏腑寒热虚实为辨证施治之纲领，此观点与西医学按系统分类之方法存在某种程度的契合。此外，孙思邈对医德修养亦极为重视，他认为医者除需具备精湛的医术外，更需拥有高尚的品德，应以不求名利、不辞劳苦之精神，全心全意为病人服务。这一理念对历代医学界医德之培养，均起到了积极的推动作用。

2. 著作

《备急千金要方》，简称《千金要方》，成书时间大约可追溯到公元652 年，全书共计 30 卷。该书在参考唐初以前医药著作的基础上，融合了丰富的临床经验，内容涵盖总论、临床各科、食治、平脉、针灸等多个方面。作为一部集大成之作，它不仅详尽阐述了中医学在生理、病理、诊断、治疗、药物、方剂等基础理论方面的精髓，还对内、外、妇、儿、针灸、按摩等各科疗法进行了深入剖析。书中不仅收录了超过 5000 个民间医方，还列举了 800 余种药材，全面覆盖了当时本草的内容，既描述了药物的基本性能，又详细说明了其采集时间与炮制方法，并补充了大量方药及治疗方法，具有极高的学术价值。

《千金翼方》则成书于公元 682 年，全书亦为 30 卷，可视为《备急千金要方》的补充或姊妹篇。该书内容广泛，涉及药物、伤寒、妇人、小儿、杂病、色脉、针灸等多个领域。其中，伤寒部分特别增加了张仲景《伤寒论》的别本，为后人研究《伤寒论》提供了宝贵的资料。

另外，《银海精微》亦成书于公元 682 年，全书仅 2 卷，但在眼科疾病的论述上尤为清晰透彻，治疗方法亦不拘泥于补泻寒温的传统框架。此外，孙思邈还著有《五脏旁通明鉴图》1 卷、《明堂经图》、《千金髓方》20 卷、《福禄论》3 卷、《摄生真录》1 卷、《三教论》1 卷及《神枕方》1 卷等多部作品，但遗憾的是，其中多数已散失不存。

3. 轶事传奇

（1）锯末缓解腹痛。孙思邈在故乡孙家原村行医期间，曾遇到一对中年夫妇带着孩子匆忙求医。孩子不断呕吐，紧捂着腹部喊痛，父母焦急得手足无措。孙思邈经过仔细诊断，判断孩子是因受寒而患病。他注意到一旁的锯末堆，灵机一动：檀香木能理气止痛，其锯末或许也有相似的功效。于是，他抓起一把锯末，指示孩子的父亲加入一些生姜作为辅料，立即煎煮成药。夫妇带着半信半疑的心情回家，按照孙思邈的指导煎药给孩子服用。孩子喝下药后，呕吐停止，疼痛消失，病情迅速好转。夫妇俩欣喜若狂，逢人便夸赞孙思邈医术非凡，挽救了孩子的生命。自那以后，孙思邈在乡里的名声大噪，赢得了周边村庄居民的信任，每当有人生病，都纷纷前来求医。

（2）屠苏酒的公布。在唐朝初期，南方地区暴发了一场瘟疫。孙思邈在常州地区积极行医，夜以继日地救治病人。经过半个月的不懈努力，瘟疫得到了有效遏制。但是，不久之后，疫情又从儿童蔓延至成人。为了实现对该疾病的长期预防和治疗，孙思邈深入研究，发现葛洪的《肘后备急方》中记载了一种预防瘟疫的药方——屠苏酒。他开始精心调配这种药酒，并让未感染的民众饮用，成功地阻止了瘟疫的再次暴发。因此，他决定将"屠苏酒"的配方公之于众，将其张贴于屠苏庵山门的柱子上，使得这一药方得以广泛流传。

（3）命名"阿是穴"。相传，终南山中居住着一位资深猎人，因长年奔波于山林之间，不幸罹患腿疾，发作时疼痛难忍，遍访名医皆未能根治。后闻长安城中有"药王"孙思邈，医术超群，遂前往求治。孙思邈接诊后，虽施以药物与针灸之法，历经半个月有余，然病情未见明显好转。鉴于此，孙思邈心生疑虑，思索是否可于传统十四经穴之外，探寻新的治疗穴位。为确保安全有效，他首先在自己身上进行了多次试验性针刺。随后，孙思邈邀请老猎人躺卧于炕上，以手指在其腿部逐寸按压，寻找可能的针刺点。当按压至某一特定位置时，老猎人突然惊呼："啊，是！"此声既出，孙思邈立即锁定该点，果断施针。不久之后，老猎人的腿痛症状竟有所缓解。鉴于其显著疗效，孙思邈详细记录了这一新发现的穴位。在接下来的日子里，孙思邈继续为老猎人治疗，又相继发现了四个类似的穴位。经过连续七天的针刺治疗，老猎人的腿疾终于得以痊愈。

事后，孙思邈在思考如何为这些新发现的穴位命名时，脑海中不禁浮现出老猎人当初的那一声"啊，是！"。于是，他灵感突发，将这些位于传统经络系统之外的奇特穴位统称为"阿是穴"。这一命名方式不仅形象生动，而且易于记忆与传承，至今仍被广泛应用于中医针灸领域。

（七）王焘

1. 生平

王焘（公元 670~755 年），系唐代郿县（今陕西省眉县）之杰出人物，以其在古典方书领域的卓越贡献而著称。作为唐代名相王珪之孙，王焘自幼体弱多病，这一经历促使他成年后对医学产生了浓厚兴趣。为治愈母疾，他更是发奋钻研医学，遍访名医，勤学不辍，终成一代名医，医学造诣颇深。

王焘曾任徐州司马、邺郡太守等职，于台阁任职长达二十年之久，期间得以在弘文馆广泛阅读古代医学典籍，积累了大量珍贵资料。天宝年间（公元 742~755 年），王焘出守大宁，期间开始着手编写医书。因身处外任，故将其所著之书命名为《外台秘要》。《外台秘要》一书在医学史上具有重要地位，它不仅收录了唐代以前大量已散佚的医学著作，使之得以部分流传，还展现了王焘博采众长、兼容并蓄的治学态度。正因如此，该书自问世以来便深受历代医学家的推崇与赞誉，多次被各朝皇帝下令重新刊印校订，版本众多，流传甚广。王焘的治学精神与医学成就对后世产生了深远影响。

2. 著作

《外台秘要》一书，成书时间可追溯至公元 752 年，全书共计 40 卷，内容详尽且分类明确。其中，第 1 卷至第 20 卷主要记载内科疾病；第 21 卷至第 22 卷则专注于五官疾病的论述；第 23 卷至第 24 卷，详细描述了瘿瘤、瘰疬、痈疽等病症；第 25 卷至第 27 卷，则针对二阴病进行了深入探讨；第 28 卷至第 30 卷，涵盖了中恶、金疮、恶疾、大风等疾病的记载；第 31 卷至第 32 卷，则专注于丸散等成方的记载。此外，第 33 卷至第 34 卷，详细论述了妇人病；第 35 卷至第 36 卷，则专注于小儿病的探讨；第 37 卷至第 38 卷，则对乳石进行了详尽的描述；第 39 卷，则专门记载了明堂灸法；而第 40 卷，则聚焦于虫兽伤及畜疾的论述。全书各门类的记述均遵循先论后方的原则，条理清晰，秩序井然。

例如，在白内障的临床表现方面，该书进行了全面而深入的论述，不仅详细描述了先天性白内障和外伤性白内障的特点，还系统记载了金针拨障术，这是我国在该领域最早的详细记载。此外，在结核病的认识上，该书在《诸病源候论》中"虚劳""骨蒸"等论述的基础上，进一步细化了"肺痨"病的临床表现，如下午潮热、盗汗、消瘦、颧部和嘴唇潮红等症状，均被详尽描述。同时，该书还提到了肺痨病发展到腹泻、赤黑色大便及腹水等并发症时的危险性，为后世医学提供了宝贵的参考。

第三章

宋金元时期

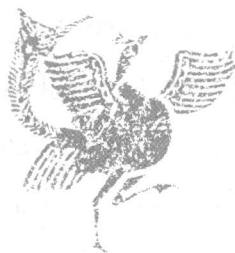

一、时代特征

宋金元时期是中医学科临床实践与理论提炼的关键阶段。在这四百年的历史长河中，尽管社会历经沧桑巨变，朝代更迭频繁，但中国始终保持着世界领先的经济繁荣、社会文化的高度发达以及科技的持续进步。政治环境的相对稳定，加之对文官治理的强化与文士群体的积极培养与选拔，共同为医学的蓬勃发展提供了肥沃的土壤。北宋政府尤为重视中医学的发展，通过一系列具有深远影响的政策举措，为医学领域注入了新的活力。朝廷不仅设立了翰林医官院、尚药局、御药院、太医局及惠民和剂药局等多元化的医学管理机构与保健服务组织，还制定了一套完备的医事制度与法规体系，以规范医学实践，保障民众健康。在此过程中，政府秉持开放包容的态度，广开才路，不拘一格地选拔医药人才，并大力推动医学教育的发展，为医学界输送了大量高素质的专业人才。此外，北宋政府还积极采取措施，广泛搜集整理医学典籍与药材资源。通过向全国发布征集医书及药材标本的诏令，政府不仅丰富了医学藏书，还促进了医学知识的传播与交流。同时，政府还组织力量对医书进行了大规模的校正与整理工作，对本草学进行了前所未有的总结与提升，为后世留下了宝贵的医学遗产。值得注意的是，北宋政府还高度重视外国医学知识与技术的引进与吸收。通过大量引进香药等中药材，不仅丰富了中医的治疗手段，还促进了中医与外国医学的交流与融合，为中医的国际化发展奠定了坚实的基础。

宋代对中医教育的重视程度极高，政府特别设立了"太医局"，作为培养中医人才的最高学府。学生们在这里学习的课程涵盖了《素问》《难经》《伤寒论》以及《诸病源候论》等经典著作。教学方式也经历了显著的革新，例如针灸医官王惟一在公元1026至1027年设计并铸造了两具铜人模型，上面精细地刻画了十二经脉和354个穴位，这些模型被用于针灸教学和考核医师。在考试过程中，考官会在铜人的穴位中注入水，并用蜡密封。考生如果能够准确地找到穴位，针刺时便能使水流出。这一做法无疑是中国医学教育史上的一次重大创新。到了公元1057年，宋政府又专门成立了"校正医书局"，系统地搜集、整理、考证和校勘历代重要的医学文献，这一工作持续了十多年，大约在公元1068年至1077年间陆续出版发行。如今我们能够阅读到的《素问》《伤寒论》《金匮要略》《针灸甲乙经》《诸病源候论》《备急千金要方》《千金翼方》以及《外台秘要》等医学经典，都是经过这次大规模校订和刊行后得以流传至今的。

随着印刷技术的显著进步，该时期的医学文献得以广泛保存并流传至今。其中，宋代官方编纂的四大医学巨著尤为显著，它们分别是《太平圣惠方》《圣济总录》《太平惠民和剂局方》以及《经史证类备急本草》。此外，围绕《伤寒论》的深入研究，涌现出多部重要著作，包括庞安常的《伤寒总病论》、朱肱的《南阳活人书》、许叔微的《伤寒百证歌》与《伤寒发微论》，以及成无己的《伤寒论注》与《伤寒明理论》。在一般性方书方面，陈言的《三因极一病证方论》、严用和的《济生方》、钱乙的《小儿药证直诀》、陈自明的《妇人大全良方》与《外科精要》等亦具有重要地位。最后，金元时期的四位杰出医家，即李东垣、刘完素、张从正与朱丹溪，他们的著作如《脾胃论》《素问玄机原病式》《儒门事亲》《格致余论》及《局方发挥》等，同样为后世医学发展奠定了坚实基础。

二、著名医家、著作及轶事传奇

（一）王惟一

1. 生平

王惟一（公元 987~1067 年），又名王惟德，乃我国历史上著名的针灸学家之一。在宋仁宗赵祯在位期间，王惟一曾任尚药御之职，对针灸学领域有着深厚的造诣。他全面总结了宋以前针灸学的精髓，并著有《铜人腧穴针灸图经》这一重要著作，同时奉旨主持铸造了两座针灸铜人模型。

王惟一毕生致力于针灸学文献的整理与研究工作，他通过严谨的学术态度，对众多针灸学著作进行了去伪存真的整理，使之更加系统化和规范化。他创新性地采用了"以铜人为式，分脏腑十二经，旁注腧穴"的研究方法，将人体的十二经脉及三百五十四个穴位以直观的方式记录和描绘出来，极大地推动了针灸学的发展。

他所设计的针灸铜人，在脏腑布局、经络循行以及穴位定位等方面均展现出了高度的科学性和精湛的工艺水平。铜人采用精制铜材铸造而成，其体型与真人相仿，内部装有铜制的脏腑器官。在铜人的躯壳表面，精确地刻有 354 个穴位孔，孔内装满水，并外封黄蜡以防止水流出。这一设计在针灸教学中发挥了重要作用：当教师出题要求学生针刺特定穴位或询问某病症应针何穴时，学生可依据题目进行试针。若针刺准确，则水会流出；若针刺不准确，则无法刺入。王惟一铸造的针灸铜人不仅在当时对医学尤其是针灸学的发展产生了深远的影响，而且在后世也备受针灸学家的推崇。其独特的设计理念和精湛的工艺水平至今仍具有学习和研究的价值。

2. 著作

《铜人腧穴针灸图经》共 3 卷，成书于公元 1026 年。该书将 354 个穴位依照十二经脉的联系进行编排，并标注了穴位名称，辅以图解，为铜人模型提供了详尽的注释。图示完整，内容详实，涵盖了众多系统性经穴。通过这些图表，读者可以轻松查找到所需的穴位，同时，根据穴位也能找到相应的病症治疗方法，这使得它成为我国古代针灸学领域中极具价值的专著之一。其形式与近代的《图解》有几分相似之处，书中对各个针灸穴位之间的距离、针刺的深度以及主治功效等细节进行了详尽描述。上卷主要探讨了十四经脉（包括心、肝、脾、肺、肾、胃、胆、大肠、小肠、膀胱、三焦、心包络、任脉、督脉）的经络走向、主治功能以及经穴位置。中卷和下卷则分别按照头部、颈部、躯干和四肢的顺序，对每一经穴进行了详细叙述。据《宋史·艺文志》记载，原书原本分为 3 卷，但在南宋时期（金大定年间），有学者对其进行了重制和补注，最终形成了 5 卷本。

3. 轶事传奇

在宋代，针灸学极为流行，然而，由于古代针灸学文献中存在大量脱简和错误，这些文献在指导临床实践时常常导致误诊和事故。鉴于此，王惟一及其同僚萌生了统一针灸学理论的构想，并多次向皇帝上书，请求编纂一套标准化的针灸图谱，并铸造一座标示十二经络走向和穴位的铜人模型，以整合各家针灸学说。在获得皇帝的批准后，王惟一亲自负责铜人的设计工作，从塑模、制模到铸造的每一个环节，他都与工匠们并肩作战，克服了无数技术难题。最终，在公元1027年，成功铸造了两座针灸铜人。

铜人完成后，仁宗皇帝对其赞不绝口，认为它是一件卓越的艺术品。在王惟一和其他医官向皇帝阐述了铜人的用途及其在医学上的重要性之后，仁宗下令将一座铜人安置于医官院，供医生们学习和参考；另一座则置于宫中，供人鉴赏。同时，他还命令史官将这一事件作为重大事件记录在史册中："此铜人于天祯五年（公元1027年）十月由皇帝亲自监制完成，以便流传后世。"

在这一时刻，王惟一还向仁宗献上了自己编纂的《铜人腧穴针灸图经》，作为铜人的详细注解和补充文献。赵祯皇帝在阅读之后，感到非常满意，并下达了另一道命令："御制图经已经完成，应将其刻于石碑之上，以便流传后世。"这两座铜人和图经在当时的医学教育和医官考核中发挥了重要作用，对统一和发展我国的针灸学做出了巨大贡献。

（二）钱乙

1. 生平

钱乙（约公元1032~1113年），字仲阳，为北宋时期郓州（今归属山东，另有一说为东平）之人士。钱乙精通医学各科，尤在儿科领域造诣深厚，被誉为儿科圣手，实乃儿科领域之杰出专家。出身贫寒的钱乙，得益于姑夫亦为医者之便，勤勉跟随学习医术，终以刻苦钻研成就儿科名医之名。即便晚年身患瘫痪之疾，他仍矢志不渝，坚持为民众诊病疗疾，深受民众敬仰与爱戴。

钱乙及其学生所著之《小儿药证直诀》等医学典籍，详尽记述了儿科常见病症及传染病的诊疗方法。其中，对于麻疹、百日咳等病症的描述，均为医学文献中最早之记载。钱乙在小儿病症的诊断、生理病理特性分析、儿科病症的辨证施治及用药原则等方面，均展现出诸多独到见解。他强调，小儿与成人之生理特性迥异，处方用药时必须精准无误，不可有丝毫懈怠。稍有不慎，即可能导致严重后果。

基于前人脏腑辨证的理论基础，钱乙系统性地提出了小儿科领域的五脏辨证方法，还创造性地将中医四诊（望、闻、问、切）引入儿科领域，鉴于婴幼儿言语表达不便之特点，他尤为重视望诊在儿科临床中的应用。钱乙根据多年临床经验，对小儿的全身状况、皮肤、指甲、大小便以及头面各部位的气色变化进行了详尽论述与描绘。对于儿科常见的麻疹、痘疹、惊风、疳积等病证，钱乙均作了宝贵的记述。同时，他还初步对小儿麻疹、水痘、天花、猩红热等病症进行了鉴别诊断的探讨。尤为值得一提的是，钱乙还对小儿惊厥与癫痫进行了明确区分，为后世儿科医学的发展奠定了坚实基础。

2. 著作

《小儿药证直诀》成书于公元1114年，由钱乙的弟子阎孝忠根据其师的丰富经验汇编而成。该书分为3卷：上卷详述了小儿疾病的诊断和治疗方论，共包含81篇文章；中卷记录了钱乙治疗小儿疾病的23个医案；下卷则专注于儿科药方，讨论了儿科方剂的配伍和应用方法。书中简洁明了地介绍了小儿疾病的诊断和治疗方法，具有极高的临床应用价值。《小儿药证直诀》不仅继承了《颅囟经》的成就，还融入了《黄帝内经》及其他医学流派的理论，并结合了钱乙个人的实践经验，成为一部儿科领域的专著。六味地黄丸，作为补阴的代表方剂，最初名为地黄圆（丸），最早记载于钱乙的《小儿药证直诀》。这部著作是世界上最早的系统性儿科专著，比欧洲最早的同类著作早出整整300年。

3. 轶事传奇

在担任翰林医官期间，钱乙遇到了一个紧急情况。宋神宗的太子突然患病，尽管众多名医纷纷尝试治疗，但病情却持续恶化，最终导致抽搐。皇帝焦急万分。在这种情况下，有人向皇帝推荐了钱乙。钱乙随即被召入宫中。尽管皇帝对钱乙的外表——身材瘦小、貌不惊人感到失望，但他还是决定让钱乙为太子诊断病情。

钱乙镇定自若地进行了一番检查，并要求纸笔，随后开具了一剂"黄土汤"的药方。宋神宗接过药方，看到其中包含黄土这一味药时，不禁勃然大怒："你竟敢如此放肆！黄土也能入药吗？"钱乙信心满满地解释道："根据我的诊断，太子的病根在肾，而肾属水，根据中医五行理论，土能克水，因此，此症应当使用黄土。"宋神宗听后，疑虑稍减，恰逢太子再次抽搐，皇后在旁催促："钱乙在京城颇有名望，他的诊断一向准确，陛下无须担忧。"于是，皇帝命人从灶中取出一块经过长时间焙烧的黄土，用布包裹后放入药锅中煎煮。太子服用一剂后，抽搐迅速停止。两剂药用完后，病情竟完全康复。这时，宋神宗才真正对钱乙的医术信服，并将他从翰林医官提拔为享有崇高荣誉的太医丞。

（三）庞安时

1. 生平

庞安时（公元 1042~1099 年），字安常，原籍蕲州蕲水（今湖北浠水县），自称为蕲水道人，他在北宋时期被誉为"医王"。庞安时自幼便展现出非凡的才智，随其父学习医术，并深入钻研黄帝、扁鹊等古代医学巨匠的脉学理论。尽管后来遭遇耳聋之疾，他非但没有放弃，反而更加勤奋地研读《灵枢》《黄帝内经太素》《针灸甲乙经》等医学经典著作及其他相关书籍，广泛吸纳各家之长，形成了自己的独特见解。尤其是在《伤寒论》的研究上，他造诣深厚，擅长治疗伤寒病证，因此在当时享有极高的声誉。

2. 著作

庞安时精通伤寒、温病及内、妇、儿科，实践经验丰富，尤在伤寒与温病上有所建树。他治伤寒从病因、发病入手，结合体质、地理、气候，认为伤寒病因是"寒毒"，表现多样。温病则分伏气和天行，前者中寒随时变病，后者毒性强，流行传染，病因"异气"。庞安时提出温病与伤寒分治，重视温毒治疗，预防思想可贵。著有《伤寒总病论》6卷，以及《难经解义》1卷、《庞氏家藏秘宝》5卷、《验方集》1卷、《主对集》1卷、《本草补遗》等，这些作品均已失传。

3. 轶事传奇

庞安时年轻时，其医术已名扬江淮。他对待病人不分贵贱，提供食宿，尊敬长者，慈爱幼小，仿佛病痛加诸己身。对于无法治愈的病人，他总是坦诚相告，不再徒劳治疗。即使病家携金来谢，他也从不全额收取，其医德之高尚，令人钦佩。

传说有一年，大旱肆虐，浠水城郭乡杨家铺地区瘟疫横行。庞安时发现，他所开的药方在其他地方效果显著，唯独在此地失效。经过实地考察，他意识到问题所在：村民们的饮水和用水混杂，均取自一个污浊的池塘。他深知，要根除疫情，必须立即解决水源问题。

于是，庞安时找到他的弟子杨可——一位在当地行医的医生。师徒二人一同上山寻找清洁的水源。他们来到一个山坡下，庞安时在一棵小树旁停下脚步，看到草丛中不断涌出清水，便兴奋地指出："在这干旱的季节，此处仍有清水不断流出，这不正是我们寻找的水源吗？"杨可听后大喜，送别老师后，按照老师的计划开始打井，并请来石匠。他们用白石砌成一个圆形井壁，从井底一直堆砌至井口，共用了72个石圈，最终建成了一口深层泉水井。水质清澈，用此水煎药，疗效显著。村民们饮用后，无论男女老少，都变得面色红润，疾病全无，纷纷称赞庞安时师徒为他们做了件大好事。

因此，村民们商议请来一位石匠，在石碑上刻下"庞公井"三个大字，准备立于井旁。当庞安时得知此事，立刻赶来劝阻："这口井是你们杨家人所开，供众人使用，怎能将功劳归于我呢？如果非要给它命名，就叫它'杨井'吧。"

（四）唐慎微

1. 生平

唐慎微（约公元 1056~1093 年），字审元，籍贯为蜀州晋原（今四川崇庆地区），是宋代著名的药物学家。唐慎微出身于世代行医的家庭，自幼勤奋好学，品行端正，医术精湛，尤其擅长经方研究，在当时享有极高的声誉，被誉为一代名医。

在元代（即公元 1086~1093 年间），唐慎微在成都地区行医多年，因此也被人们称为华阳人。他秉持着高尚的医德，毕生致力于搜集并整理流传于民间的医药知识与经验。为此，他拒绝了多次入仕为官的邀请，选择长期扎根民间，为广大病人提供医疗服务。

在诊疗过程中，唐慎微始终坚持一视同仁的原则，无论病人的社会地位、财富状况如何，他都以同样的热情和专注去治疗。他不怕艰难险阻，不畏严寒酷暑，只要有病人求诊，他都会及时应诊，从不计较诊金或其他财物报酬。他所追求的，仅仅是能够获取更多有效的药方和医药知识，以便更好地服务于广大病人。

2. 著作

　　唐慎微在医学领域最杰出的贡献是编撰了药物学巨著《经史证类备急本草》，他以《嘉祐本草》和《本草图经》为蓝本，参考《新修本草》《本草拾遗》等众多专业著作，系统总结了北宋以前历代的药物学成就。在持续的积累与深入研究之后，于公元 1082 年完成了《经史证类备急本草》32 卷，全书洋洋洒洒超过 60 万字。该书内容极为丰富，记载了 1558 种药物，其中新增了 476 种，例如灵砂、桑牛等，均为首次录入。在查阅时，读者可以借助附图方便地识别药物。在药物主治方面，唐慎微进行了详尽的解释和考证，并为每种药物附上了制备方法，为后世提供了宝贵的药物炮制资料，其文献价值极高。唐慎微精选了 200 余种书目，不仅限于医药著作，还包括了"经史外传""佛书道藏"等书中与医药相关的资料。在辑录古代文献时，他忠实地保留了原文，以确保资料的原始性。他的工作为研究六朝、隋唐、五代的药物和方剂学，以及辑佚和整理古典医籍，提供了极为珍贵的资料。唐慎微还首创了方药对照的编排方法，将书传中记载的单方附于相关条目之下，内容详实而广泛，这一方法被后世许多本草著作所采纳。全书收录了古今单方验方 3000 余首，方论 1000 余首，为后世保存了丰富的民间方药经验。唐慎微治学态度严谨，引用的资料均明确标注出处。为了强调《神农本草经》的正统地位，他将《神农本草经》原文以黑底白字的形式特别标出，以示区别。《经史证类备急本草》自出版以来，曾多次被政府增补，并作为国家药典颁行全国。该书在我国流传了 500 余年，并传播至朝鲜、日本，充分证明了唐慎微对我国药物学所作出的巨大贡献。

3. 轶事传奇

据史料记载，唐慎微在治疗疾病方面几乎无往不利。宇文虚中的父亲曾遭受风毒之苦，经过唐慎微的精心治疗，迅速康复。然而，风毒病根深蒂固，不易彻底根除。为此，唐慎微亲自撰写了一封信，并在信封上明确标注了开封的日期。到了指定的那一天，宇文虚中父亲的风毒果然复发。依照唐慎微的指示，病人打开了那封尘封已久的信件，发现信中记载了三个药方：第一个用于治疗风毒复发，第二个用于治疗风毒引起的疮疡，第三个用于治疗风毒上攻导致的气促和咳嗽。病人依方施治，半个月之内便完全康复。尽管唐慎微医术高超，但他从不夸耀自己的才能，依旧保持沉默寡言。

为了搜集古代手抄药学文献，唐慎微构思了一个绝妙的策略：读书人涉猎广泛，何不请他们帮忙搜集资料呢？于是，唐慎微定下了一个规矩，凡是士人前来求医，他分文不取，唯一的条件是希望他们能帮助收集名方秘录。这个新颖的方法深受读书人的喜爱，他们在阅读各类经史子集时，一旦发现有关药物的名称或方剂，便立即记录下来并告知唐慎微。经过长时间的积累，唐慎微最终收集到了丰富的医药资料。凭借这些宝贵的资料，唐慎微编纂了本草学史上具有划时代意义的巨著——《经史证类备急本草》（简称《证类本草》）。

（五）成无己

1. 生平

成无己（约公元1063~1156年），系宋代聊摄（今山东阳谷县）人士，期间，靖康之变（公元 1126 年）后，聊摄地区归属金国，因此成无己亦成为金朝子民。他被誉为金代杰出的伤寒学家，出身于世代儒医之家，才思敏捷，学识渊博，尤擅长于伤寒学领域。

成无己在医学领域造诣深厚，且拥有丰富的临床实践经验。其最为显著的学术贡献，在于对《伤寒论》的深入研究与阐释，这一工作对伤寒学派的创立与发展起到了至关重要的推动作用，并对后世伤寒学派诸多学者产生了深远的影响。

2. 著作

成无己著有《注解伤寒论》10 卷（公元 1144 年）《伤寒明理论》3 卷（公元 1142 年）以及《药方论》1 卷等。他以经典注释来阐释理论，又用理论来印证经典，辨析并阐明了伤寒学的原理，是《伤寒论》注解领域的先驱，也是伤寒学派的杰出代表。他的学术成就来之不易，贡献巨大，为后人提供了无尽的启示，赢得了广泛的赞誉。成无己广泛涉猎并深入研究，自成一家之言。他经常引用《黄帝内经》《难经》等经典理论来阐述张仲景的学说，分析病理机制、治疗原则和方剂，不仅使《黄帝内经》《难经》和《伤寒论》的学术思想一脉相承，融会贯通，而且展现了探本溯源、相互渗透的精妙之处。

成无己所著的《伤寒明理论》共 50 篇，从"发热"开始至"劳复"结束，对《伤寒论》中的 50 个主要症状进行了逐一分析，探讨了它们的发生机制、病位和病性，并鉴别了不同原因导致的病症表现差异。这些内容为临床鉴别诊断提供了宝贵的参考，可视为《伤寒论》最早的"症状鉴别诊断学"。在分析《伤寒论》的方剂方面，成无己也取得了显著成就。他在前人的基础上明确提出了"十剂"的概念，并依据《黄帝内经》和《神农本草经》等经典，提出了"七方"的分类，即"制方之用，大、小、缓、急、奇、偶、复七方是也"。成无己还强调，张仲景的方剂是众多方剂的鼻祖，并在《药方论》中挑选了20首伤寒常用方剂进行详细解释。

（六）许叔微

1.生平

许叔微，字知可，生于公元1079年（北宋元丰三年），为宋代真州白沙人士。其学识深厚，尤精于医学之道。公元1132年（绍兴二年），许叔微成功登科，并曾任集贤院学士之职，故亦被尊称为许学士。在医学领域，他对张仲景所著的《伤寒论》有着深入的研究，是著名的"经方派"医家。在临床实践中，他常运用仲景之方药，且疗效显著。

许叔微的医学理念，以辨证为核心。他强调："伤寒治法，首要明晰表里虚实，若能掌握此四字精髓，则仲景所传三百九十七法，皆可坐而论道，胸有成竹。"在处方用药方面，他严格遵循辨证的原则，同时高度推崇《伤寒论》中的用药法度，并能根据实际情况灵活变通，巧妙化裁，以达到最佳的治疗效果。

2.著作

许叔微在《伤寒论》研究领域的历史地位极为显著，是中医伤寒学派的奠基人之一。时至今日，众多医生仍深入学习并高度推崇许叔微的临床理念。其主要学术贡献包括编纂《伤寒发微论》《伤寒九十论》以及《伤寒百证歌》5卷，这些著作深入探讨了伤寒病的辨治精髓。此外，他还编纂了《类证普济本事方》（简称《普济本事方》）10卷，该书不仅辑录了丰富的方剂，还详尽辨析了病证医理，并附录作者本人的医案，对后世医家产生了深远影响。除此之外，许叔微还著有《治法八十一篇》《翼伤寒论》及《辨类》等作品，进一步丰富和发展了中医伤寒学的理论体系。

3. 轶事传奇

在许叔微的医案中，记录了一则发生在太医院的轶事。当时，御医张太医家中的一位妇女不幸患上了外感病，古人称之为伤寒。尽管张太医尝试了多种治疗方法，但病情并未见好转。无奈之下，他求助于许叔微。许叔微经过诊断，建议病人服用桂枝汤。

桂枝汤，作为张仲景在《伤寒杂病论》中所记载的第一个方剂，专用于治疗营卫不和的表虚证。当人体外层防御力减弱，寒邪等外邪侵袭时，便会出现桂枝汤证的典型症状，包括发热、恶寒、恶风以及自汗，其中尤以自汗为显著。桂枝汤的配方十分简洁，仅由桂枝、芍药、炙甘草、生姜和大枣五味药材组成。

张太医表示家中已备有桂枝汤，许叔微便建议病人多服用。然而，尽管服用了多次，却未见任何效果。张太医再次请许叔微来探询原因。许叔微也感到困惑，因为按照病情，桂枝汤应当能够迅速见效。于是，许叔微要求查看所用的药物。经过检查，他发现了一个关键错误：尽管使用了桂树上的药材，但并非正确的桂枝，而是肉桂。肉桂是桂树的厚皮，而桂枝则是桂树的细枝。肉桂气味浓郁，主要用于治疗内脏疾病，温阳敛气；而桂枝则用于治疗表皮疾病，具有辛温发散的功效，能够促进血脉流通并使人微微出汗。张太医家用的是肉桂，这显然是错误的。于是，许叔微亲自配制了正确的药物。据文献记载，病人服用后"一啜而解"。这不仅展示了许叔微卓越的医术和治疗效果，也反映了他对张仲景方剂的深入研究和理解。

（七）刘完素

1. 生平

刘完素（约公元 1120~1200 年），字守真，自号通元处士，是金元四大家之一。刘完素出生于现今河北省河间县，故后人多以刘河间尊称之。刘完素对《黄帝内经》理论尤为重视，尤其深入研究了五运六气学说，其一生著述颇丰，以《素问玄机原病式》及《黄帝素问宣明论方》为其主要代表作。

在医学领域，刘完素对于热性病及多种杂病的治疗积累了丰富的经验，他创立的"寒凉派"学说，其核心即为火热论。当时，热性病肆虐，而多数医家倾向于采用辛燥之方，往往难以奏效。刘完素从这一现实出发，深刻反思并总结了前人的经验教训，结合自身的临床实践和对病理机制的独到见解，提出了"主火论"的观点。他强调火热是导致众多临床证候的关键因素。

在学术上，刘完素力主"六气皆从火化"的学说，认为自然界中的六气变化在人体内均可转化为火热之邪。在治疗策略上，他主张以降心火、益肾水为主要方向，擅长运用清凉解毒的药物组合，因此后世尊称他为"寒凉派"的创始人。

2. 著作

《素问玄机原病式》一书，共计 1 卷，成书时间为公元 1182 年。该书系基于《素问》中关于五运六气、病机等内容的原文及王冰之注释，进行深入阐释与拓展，其核心在于详尽论述治疗火热病证时应采用的寒凉之法。

《素问病机气宜保命集》一书，成书于公元 1186 年，全书共分为 3 卷，细分为 32 门。开篇即阐述原道、原脉、摄生及阴阳等基础理论，随后深入讨论病症诊断与处方用药之道。

《黄帝素问宣明论方》一书，其卷数有两种说法，一为 7 卷，另一说则为 15 卷。该书广泛涵盖了伤寒、杂病、妇科、儿科、痔瘘及眼科等各科病症的治疗方案，极力推崇使用凉性药物，但同时也强调不可拘泥于固定之法，须根据病情灵活变通。

刘完素在医学领域贡献卓著，除上述著作外，他还著有《三消论》《内经运气要旨论》《医方精要宣明论》及《素问药证》等多部医学典籍。

3. 轶事传奇

刘完素在青年时期便立下志向，致力于医学研究，自 25 岁起便全心投入。他提倡根据个人差异开具处方，认为每位病人的生活状况、所处环境以及病情都各不相同，因此用药也应当有所区别。在宋朝，政府曾要求医生必须使用官方颁布的方剂——局方，禁止随意更改配方，这在一定程度上限制了医生的自由度，妨碍了他们根据病情进行辨证施治。对此，刘完素深感不满，他坚持自己的医学理念，与官方方剂划清界限，坚决地进行了抗争。

在宋朝时期，刘完素已经颇有名气。有一次，他不幸患病，尽管服用了多种药物，病情却未见好转。他的朋友张元素前来探望。张元素也是一名医生，他提出为刘完素治疗。刘完素内心有些抗拒，担心如果被张元素治愈，会显得自己无能。但转念一想，他意识到自己一直倡导同行之间应互相学习，怎能因个人面子而拒绝呢？于是，他欣然接受了张元素的帮助。两人共同分析病情，研究药方，最终找到了病因。不久，刘完素恢复了健康。此后，他们经常一起探讨医学难题，彼此的医术都得到了显著提升。刘完素的故事启示我们，即使知识渊博的人也有不足之处，在日常生活中，我们应虚心接受并采纳他人的意见和建议，真诚地学习别人的长处。

（八）张元素

1. 生平

张元素（12 世纪），字洁古，乃宋金之际易州（今河北省易水县）人士，乃金元时期一位杰出的医学大家。其在医药领域，尤对药物学之探究，独具慧眼，屡有创见，因而被誉为"神医"。其著作包括《珍珠囊》《脏腑标本寒热虚实用药式》《医学启源》《药注难经》等，皆为医学界之瑰宝。张元素对中药之理论研究与临床应用，均有深刻阐述，为我国药物学之发展做出了卓越贡献。

张元素在医学领域之成就，主要体现在其对基础医学理论、药物学以及方剂学之深入探索上。其首创中药引经报使学说，更是为药物学之发展开辟了新的天地。其学术思想之根基，深植于《黄帝内经》之中，对《黄帝内经》之研究，既精深，又独到，常能发前人所未发。对于药物之气味、归经、补泻等关键问题，张元素亦多有阐发，善于将古代药物学之智慧与临床实践相结合，用药既严谨有法，又不失灵活变通，真正做到了常中有变，变中守常，游刃有余。

2. 著作

《珍珠囊》一书，仅存 1 卷，且已残缺不全。

《脏腑标本寒热虚实用药式》一书，共计 1 卷，其内容在李时珍所著的《本草纲目》、赵双湖所著的《医学指归》以及周学海所编撰的《周氏医学丛书》中均有收录与刊用。

《医学启源》一书，共分为 3 卷。其上卷详细阐述了脏腑、经脉、病因及主治等医学理论；中卷则收录了《黄帝内经》中的主治备要及六气方治的相关内容；下卷则专注于用药备旨的探讨。尤其值得一提的是，《医学启源》的上卷中，张元素倾注了大量心血，深入剖析脏腑病机，并附上详尽的脏腑用药心法。他以脏腑的寒热虚实为纲，阐述病机辨证之道；同时，他又以五运六气的气化理论为依据，指导制方遣药，这无疑是张元素学术思想的精髓所在。此书实为张元素为传授门人弟子而精心撰写的一部医学教科书，其学生李东垣正是深受此书启发，最终成为一代名医。

此外，张元素还著有《药注难经》，但此书已散佚；《洁古家诊》一书亦残缺不全；《医方》一书则共有 30 卷，但同样已散佚。

3. 轶事传奇

张元素在 8 岁时尝试童子试，27 岁时成功考取进士。然而，由于在官场中遭遇挫折，他转而投身医学研究。张元素与刘完素同为河北省人，居所相距不远。尽管他们在学术上持有不同的观点，但两人私交甚笃。

有一次，刘完素不幸患上伤寒，病情持续了七八天仍无好转，伴随着头痛、呕吐和食欲不振。张元素主动提出为其治疗，但刘完素因两人学术派别不同，加之张元素的声望不及自己，最初并不愿意接受他的治疗。然而，张元素态度诚恳，耐心地解释和安慰，最终打动了刘完素。服用了张元素开的药方后，病情迅速好转，很快便痊愈了。自那以后，刘完素开始广泛宣传张元素的医术，两人之间的关系也更加亲密，张元素在医学界的声誉因此大幅提升。

张元素一生培养了许多杰出的学生，其中最著名的当属金元时期四大医学家之一的李东垣，以及著名医者王好古。

（九）张从正

1. 生平

张从正（公元 1156~1228 年），系金元四大家之一，名从正，字子和，别号戴人，原籍宋金时期之睢州考城（今河南省考城县）。

张从正深耕于《黄帝内经》《难经》《伤寒论》等古典医学典籍，属于经方学派，但亦秉持"古方不能尽医今病"之理念。张从正与刘完素同处一时代，稍晚于刘完素，故得机缘与刘完素相交，并研读其著作，从而继承并发展了刘完素学说。

在内科、外科、妇科、儿科等临床医学领域，张从正积累了丰富的经验，并形成了独特的见解，自成一家，对中医学的发展做出了显著贡献。他依据"祛邪即所以补正"的理论，多运用汗、吐、下三法治疗疾病，因此后世称之为"攻邪派"或"攻下派"。

张从正深谙劳动人民之苦，其病案中记载的病人多为劳动人民。面对穷苦病人的求诊，即便路途遥远至二百里，他亦不辞辛劳，亲自前往诊治，一生治愈无数凶险病症，解除了广大病人的痛苦，深受民众爱戴。

张从正强调医生应精通医术，与刘完素相似，他虽为"经方派"，但勇于接受新事物，不拘泥于古书。他认为，古人创制药方旨在树立原则，而病情千变万化，不可拘泥于成规。他反对仅凭症状诊断而盲目套用古方，主张根据具体病情灵活施治。他认为疾病无论是外邪入侵还是内生邪气，均应迅速祛除。治疗时，见病则治，病愈则减少或停止服药，反对盲目依赖补药。他提倡注重营养与锻炼，以增强体质，预防疾病。

2. 著作

《儒门事亲》一书，系张从正之代表作，成书年代跨越公元1217年至公元1221年，全书共分为15卷。其中，《儒门事亲》仅占3卷篇幅，其余部分则分别由《治病百法》3卷、《十形三疗》3卷、《杂记九门》1卷、《撮要图》1卷、《治病杂论》1卷、《三门六法》1卷、河间先生所著《三消论》1卷、《治法心要》1卷以及《世传神效名方》1卷所构成。据历史记载，仅前3卷即《儒门事亲》为张从正亲笔手稿，其余各卷则为其弟子根据张从正言论及所收录的他人著述整理而成，全书呈现出一种杂记式的特点。

《儒门事亲》在医学理论上尤为注重阐发邪实为病的机制，并大力倡导运用攻下三法以治疗各类疾病。书中创造性地以六邪为纲，归纳诸病之因，进而提出以三法为治，即所谓的"六门三法"，这亦构成了该书所倡导的"攻邪论"之核心思想。在具体治疗方法的探讨上，张从正从治法范围、适应证、禁忌证等多个方面进行了全面而系统的阐述，相较于前人，其认识更为深入且广泛。

此外，该书在应用范围上亦颇为广泛，内容丰富，所用药物多遵循刘完素之理论，偏向于寒凉之性，展现了张从正在此方面的独到见解与深厚造诣。同时，书中对于补法的应用亦提出了独到的看法，认为唯有在邪去之后方可言补，且补法应以五谷、五菜、五果、五畜等自然之物为主，以充养人体之所需。此外，张从正还严厉批评了当时社会上盲目追求补法的风气。

除《儒门事亲》外，张从正还著有《三复指迷》及《张氏经验方》等医学著作，为后世留下了宝贵的医学遗产。

3. 轶事传奇

张从正在经络针灸的研究与应用领域取得了显著成就，然而他性格孤僻，有时连他的挚友也未必了解他的全部才华。

某日，张从正与挚友魏寿之同聚一馆，共进晚餐。酒过三巡，二人目光所及，见一男子眼角上方生有灰紫色肿瘤一枚，状若李子，下垂遮蔽其视线。张从正见状，对魏寿之坦言，自己无须待饭毕，即可将此瘤消除。魏寿之闻之，自是心存疑虑。

张从正随即向该男子提出愿为其治疗，男子则半信半疑，询问众人皆惧伤及眼眸，何以张从正敢言去除之法。张从正自信满满地回答，他无须动用刀剪，自有更为精妙之策。男子思索再三，念及久病不愈，遂决定一试。

于是，张从正引导男子侧卧于榻，先在乳中穴施以放血之术，继而在瘤体之上精准针刺数次。随后，他让病人轻轻揉动眼眸，不久之后，便见诸多类似雀粪之物排出，而肿瘤竟也随之消失无踪。

目睹此景，魏寿之不禁惊叹连连，询问张从正此等绝技缘何从未听闻。张从正淡然一笑，回答道："吾之所学，博大精深，岂能轻易示人？"

（十）李东垣

1. 生平

李东垣（公元 1180~1251 年），金元时期的四大名医之一，本名杲，字明之，出身于金元之际的真定（今河北省保定市）。李东垣师承张元素，隶属于易水学派，并开创了中医领域中的"脾胃学说"，成为该学派的奠基人。

李东垣极为重视脾胃在人体功能中的核心地位，鉴于五行学说中脾胃对应于中央土，其学说亦被尊称为"补土派"。自幼年起，李杲便对医学怀有浓厚兴趣，不惜重金追随易州的张元素研习医术，短时间内便全面掌握了张元素的各类医疗技能。他不仅在内科学上造诣深厚，还精通外科、五官科及针灸等医学领域，其学术思想深受张元素影响。

在金元时期各医学流派竞相争鸣的背景下，李东垣凭借丰富的临床实践，创立并逐步完善了"补土派"的理论体系，为丰富和发展中医理论做出了杰出贡献。

2. 著作

《内外伤辨惑论》成书时间为公元 1247 年，全书结构严谨，共含 3 卷。此书为李东垣生前亲自审定并撰写自序的孤本之作。上卷聚焦于辨证分析，深入剖析了内伤与外感诸证候之间的细微差别；中卷则详尽讨论了饮食劳伤、四时用药调整、暑邪伤胃等医学议题，并收录了补中益气汤、神圣复气汤等方剂的理论阐释；下卷则着重阐述用药的宜忌原则，以及针对酒客病的特殊治疗方案，并强调根据病情灵活调整用药的重要性。全书以饮食劳倦所致脾胃病为核心，对其诊断与治疗用药进行了全面而系统的论述，凸显了脾胃功能盛衰在内伤病发生、发展及演变过程中的关键作用。尤为值得一提的是，补中益气汤作为李杲创立的经典方剂，不仅体现了其遣药制方的独特风格，更在内伤疾病的治疗中发挥了重要作用。

《脾胃论》成书于公元 1249 年，全书同样分为 3 卷，凝聚了李东垣深厚的学术造诣与卓越成就。该书立足于临床实践，结合中医理论，提出了"内伤脾胃、百病由生"的核心观点，倡导通过培补脾土、潜降阴火的方法来治疗疾病，从而构建了较为完善的脾胃内伤病辨证论治体系。

书中虽多沿用《内外伤辨惑论》中的方剂，但在此基础上进行了更为深入的理论阐发，始终遵循培土补中、甘温除热、甘寒泻火的治疗原则。

《兰室秘藏》共分为3卷，书名取自《素问》中的"藏诸灵兰之室"，全书结构严谨，共分为21个门类。该书对饮食劳倦、中满腹胀、心腹痞满、胃脘疼痛等病症的治疗方案进行了专门而深入的探讨。

此外，李东垣的医学著作还包括《药象论》《医学发明》《伤寒会要》等，这些作品共同构成了他丰富而深邃的医学思想体系。

3. 轶事传奇

李东垣曾师从当时的著名学者翰林学士王若虚和冯叔献，深入学习《论语》《孟子》以及《春秋》。不久后，李东垣的母亲王氏不幸患上重病，尽管请来了多位当地医生，诊断和治疗方法却各执一词，她尝试了各种药方，但病情不仅未见好转，反而日益恶化，最终不幸离世。李东垣因自己对医学一无所知，只能无助地目睹亲人被病魔折磨至死，内心充满了悲痛。他发誓，若能遇到一位良医，定要拜其为师，以弥补自己的遗憾。李东垣对医学的渴望驱使他不惧路途遥远，携带重金，远赴四百余里，拜张元素为师。经过数年的勤奋学习，李东垣"尽得其法"，全面掌握了张元素的学术思想和诊疗技术，随后辞别张元素，返回故乡。凡是经李东垣诊治的病人，无论病情多么复杂，大多都能获得显著的疗效。

大约在30多岁时，李东垣依照金朝的制度，向官府缴纳了费用，买得了济原（今河南境内）税务官的职位。当时，一种俗称"大头天行"的疾病正在流行，其主要症状为头面红肿、咽喉不适。当时的医生翻遍医书，也找不到古人对此病的记载，治疗上多采用泻剂，但效果甚微，反复泻下往往导致病人接连死亡。尽管如此，医生们并不认为这是治疗上的错误，病人家属也未提出异议。唯独李东垣认为这些病人的死亡是不正常的，于是他夜以继日地研究此病，从症状到病因，反复推敲，探究疾病的表象与本质，最终制定出有效的方剂。病人服用后，疗效显著。李东垣将药方刻在木板上，悬挂在人潮涌动的地方，供人们抄录。采用此方药治疗的病人，无不见效。当时的百姓认为这方剂是仙人所传，便将其刻在石碑上，以示纪念。

（十一）宋慈

1. 生平

宋慈（公元1185~1249年），南宋法医学家，字惠父，福建建阳人。受朱熹理学思想影响，聪明好学，学识渊博，31岁中进士。历任广东、江西、广西、湖南刑事长官，以断狱著称，积累了丰富的法医检验经验。宋理宗淳祐七年（公元1247年），创作完成《洗冤集录》。

宋慈有科学严谨的治学态度，重视现场考察，在法医学、病理解剖学、急救处理等方面造诣高深，对法医学发展贡献巨大。他创制的验尸和办案方法符合现代科学知识，如观察尸体状态及皮肤变化，用黄油伞罩定尸骨检验生前受伤等。他还总结了应急急救方法，并亲自动手实验，提出"滴血入水""滴血入骨"等检验亲缘关系的方法，虽原始但具有科学意义。

宋慈在解剖学上也有研究，所绘人体解剖图谱与现代解剖学相吻合，超越宋代以前同类著作，后世鲜有人能达到其水平。

2. 著作

宋慈的《洗冤集录》是世界上首部具有权威性的法医学著作。它的出版时间比西方17世纪初意大利法医学家菲德里的著作早了350多年。该书内容详实，涵盖了生理学、药理学、预防医学、诊断学、治疗学、急救学以及法医学检验等多个医学领域。全书分为 4 卷（亦有 5 卷版本）。第 1 卷介绍了检验总论、尸图、验尸、洗罨等基础知识；第 2 卷详细描述了殴打、物伤、溺水、火灾等不同死因的检验方法；第 3 卷探讨了各种疑难杂症，包括中毒和服毒导致的死亡；第 4 卷则提供了治疗法，包括对缢死、溺死、刀伤、火伤、砒霜中毒、巴豆中毒、煤气中毒等的急救方法和具体药物配方，是一部相当完备的法医学专著。《洗冤集录》自问世以来，即被奉旨颁行，历经元、明、清三代，700 余年，始终是各级刑法官案头的必读之书。自晚清时期起，它逐渐传播至国外，被翻译成英、法、俄、日、德、朝鲜等近 10 种语言，广泛流传。《洗冤集录》不仅在中国文化遗产中，而且在世界科学史上，都占据着辉煌的一页。

《洗冤集录》中的一些检验方法虽然基于经验，却与现代科学原理不谋而合，令人赞叹。例如，使用黄油伞来检验尸骨上的伤痕；书中关于救治缢死的方法，与现代人工呼吸技术几乎无异；书中还提到了使用糟、醋、白梅、五倍子等药物进行伤口的清洗和覆盖，以防止感染、消除炎症、固定伤口，这与西医学原理相符，尽管使用的药物不同。类似的例子不胜枚举。宋慈对这些方法的探索和应用，无一不体现了其求实求真的科学精神。

（十二）陈自明

1. 生平

陈自明（约公元 1190~1270 年），字良甫，系南宋时期临川县籍人士，为当朝著名医学家。陈自明曾任建康府明医书院医谕之职，自幼便随父研习医术，展现出非凡的医学天赋。年仅 14 岁，陈自明便已深谙《黄帝内经》《神农本草经》及《伤寒杂病论》等中医经典著作之精髓。

时至嘉熙年间（公元1237~1240年），陈自明担任建康（今南京）明道书院医学教授之时，我国中医妇产科领域尚显薄弱，缺乏系统性的专著与深入研究。鉴于"医之术难，医妇人尤难，医产中数症，则又险而难"的深刻认识，陈自明毅然决定投身于中医妇产科的钻研之中。他广泛阅读医籍，汲取各家之长，并结合家族世代相传的验方进行精心整理与总结。

历经不懈努力，陈自明于嘉熙元年（公元1237年）成功编纂了我国历史上首部妇产科专著——《妇人大全良方》。该书的问世，不仅填补了中医妇产科领域的空白，更为后世医者提供了宝贵的参考与借鉴，对于推动我国中医妇产科学的发展具有里程碑式的意义。

2. 著作

《妇人大全良方》是一部共24卷的医学巨著，成书于公元1237年。该书以李师圣和郭稽中的《妇人产育宝庆集》为基础，广泛吸纳了众多医学流派的理论，并结合陈自明家传的验方，编纂而成。该书成功克服了先前著作中纲领松散、内容简略不足，力求内容精简而系统，条理清晰，便于读者理解和学习。

全书分为调经、众疾、求嗣、胎教、妊娠、坐月、产难、产后8大门类，总计包含超过260个论述，每个论述后都附有相应的方剂和医案，是一部详尽的妇产科专著，对提升和丰富我国妇产科学的理论与实践技术做出了杰出的贡献。

书中还记载了公元454年褚澄关于晚婚的见解，主张男性30岁结婚，女性20岁出嫁，目的是确保双方生理成熟，以利于孕育健康后代。陈自明还详细描述了人工流产的适应证和多种难产情况的处理方法，例如横产时应如何正确处理以避免脐带缠绕，以及倒产时如何妥善应对，这些方法在当时已相当先进，至今仍有参考价值。书中对月经病的生理和病理分析，以及对产后疾病特别是产褥热的描述，都体现了科学的见解，为后来妇产科学的发展奠定了坚实的基础。

此外，陈自明在外科领域也有深厚的造诣，于公元 1263 年刊刻了《外科精要》3 卷。该书在治疗痈疽方面提出了创新的观点，认为外科疾病不仅仅是局部问题，而是与人体脏腑气血的平衡密切相关。因此，在治疗上，他主张内外结合、药物与外敷并用，以及标本兼治的方法，这一理念在当时极具前瞻性。

（十三）朱丹溪

1. 生平

朱丹溪（公元 1281~1358 年），系金元四大家之一，本名震亨，字彦修。因世代居住于丹溪之地，故人称朱丹溪，或尊称为丹溪翁。他出生于金华地区（今浙江省义乌）。

朱丹溪在深入钻研《素问》《难经》等医学经典的基础上，广求名医，后受业于刘完素再传弟子罗知悌，成为集诸家医术之大成的一代名医。他力主"阳常有余，阴常不足"之理论，强调人体阴气、元精的重要性，后世尊其为"滋阴派"的创始人。其临床实践效果显著，常有病人服药即愈，无须复诊，因此时人赞誉其为"朱一帖"。朱丹溪门生众多，其医学著作广泛传播，是元代最为著名的医学家之一。

朱丹溪生活在南方，当时社会动荡，战争频发，统治者昏庸无能，苛捐杂税繁重，民众生活困苦，营养状况不佳，加之江南地区地势低洼，气候炎热潮湿，湿热相火之病多发，病人多易伤阴。然而，当时医界盛行使用辛燥药物的局方进行治疗，非但不能治愈疾病，反而可能加重病情，甚至导致死亡。朱丹溪则倡导使用清滋药物，疗效显著，因此大力推广养阴之法。

朱丹溪享年78岁，逝世于公元1358年。他所创立的养阴派学说及其医学著作，极大地丰富了中医学对于病因病机的认识以及处方用药的内容和范围，对中医学的发展做出了巨大贡献，深受后世医家的推崇，并受到国外医家的重视。

2. 著作

其著作包括《格致余论》《局方发挥》《金匮钩玄》《本草衍义补遗》等。此外，还有众多关于朱丹溪的书籍流传于世，其中《丹溪心法》与《丹溪心法附余》尤为具有代表性，然此二书均非朱丹溪亲笔所著，而是由后人根据其临床经验整理编纂而成。

3. 轶事传奇

朱丹溪的祖父名环，父亲名元，母亲为戚氏。他的家族世代以孝顺著称于乡里。朱丹溪的堂曾祖父朱杓，是一位精通医学的学者，著有《卫生普济方》，并强调医德的重要性。自幼聪慧好学的朱丹溪，每日能记诵千言，但不幸的是，他的父亲早逝，留下他和两个弟弟年幼，全家仅靠母亲戚氏一人支撑。尽管童年生活艰辛，但朱丹溪在母亲的教育和熏陶下，得到了良好的成长。

朱丹溪30岁时，母亲患病，众多医生束手无策，这促使他立志学习医学。他刻苦钻研《素问》等医学经典，克服了学习上的重重困难。经过5年的不懈努力，他不仅治愈了母亲的病，还打下了坚实的医学基础。此时，朱丹溪36岁，他前往东阳拜许谦为师，学习理学，经过4年的学习，成为许谦的得意门生。

泰定二年（公元 1325 年），朱丹溪听说罗知悌是一位医术精湛的医生，曾师从刘完素，并兼通张从正、李东垣的医学理论，但性格孤傲，不易接近。朱丹溪决心拜他为师，尽管多次拜访均未得见，但他坚持不懈，每日在门前拱手等待，不顾风雨。在他人向罗知悌介绍朱丹溪的为人和名声后，他终于得以见面，两人一见如故。罗知悌向朱丹溪传授了医学的要旨，强调《素问》《难经》的重要性，并指出湿热相火是导致疾病的常见原因，而张仲景和李东垣的著作分别详于外感和内伤，两者都须掌握，方能无憾地治病。朱丹溪听后，之前的疑惑全部消除。罗知悌年过70，卧病在床，不再亲自诊视病人，而是让弟子们观察病情，根据汇报开方用药。朱丹溪跟随罗知悌学习 1 年有余，医术大为精进，深得诸家学说的精髓。回到家乡后，当地医生起初对他的医术感到惊讶，但看到他的处方用药后，又嘲笑他的方法与众不同。然而，正是这种被众医视为异端的方法，治愈了许谦的顽疾。从此，求医和求学者络绎不绝。

第四章

明清至鸦片战争时期

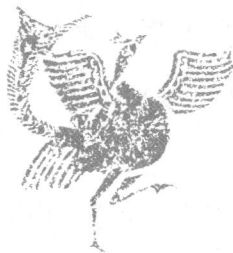

一、时代特征

自明清至鸦片战争前夕，中国正处于君主专制社会的晚期，这一时期见证了中医药学的辉煌与革新。元末之际，全国性农民起义风起云涌，社会动荡不安，直至公元 1368 年，朱元璋成功统一中国，建立了明朝，历经 276 年的统治后，李自成的农民起义军将其推翻，随后满清入关，建立了第二个由少数民族统治全国的清王朝。

清朝初期，朝廷对汉民族采取了宽容与安抚政策，历经休养生息，迎来了"康乾盛世"，经济蓬勃发展，疆域不断拓展，清朝也因此成为继汉唐之后的第三个封建强国。在此期间，国家长期保持统一稳定，封建经济达到高度繁荣，文化科学领域取得了诸多成就，极大地推动了古代中医学的发展，使其步入鼎盛阶段。

与此同时，明末清初时期，西方科学技术随着传教士的足迹传入中国，部分知识分子开始接纳并传播西方科学文化知识，这对中医学的发展产生了深远的影响。明清两代，中医学在继承宋金元时期医学成果的基础上，借助社会经济发展的强劲动力，名医辈出，医学著作层出不穷。医学基础理论与临床各科均得到了进一步的丰富和完善，步入了全面、系统、规范化的总结时期。

清代，温病学的发展达到了鼎盛，以叶天士、薛雪、吴鞠通、王孟英等为代表的著名医家，构建了较为系统的温病学理论体系。温病学术体系的建立，是明清医学史上的重大里程碑，标志着中医学在应对急性传染病流行时开辟了新的道路，实现了创新发展。其中，对天花的深入认识和人痘接种术的应用，是明代医学发展的又一显著创新，它不仅为欧洲后来发明的牛痘接种术提供了基础，更开创了人类预防天花的新篇章。

　　这一时期，医学著作数量庞大，流传至今的依然浩如烟海。其中，综合性医学著作的代表作有楼英的《医学纲目》、张景岳的《景岳全书》、王肯堂的《证治准绳》、张三锡的《医学六要》等；在温病（包括传染性和非传染性发热性疾病）领域，吴又可的《温疫论》、叶桂的《温热论》、薛雪的《湿热条辨》、吴鞠通的《温病条辨》、王孟英的《温热经纬》等著作成就斐然；此外，在其他专科领域，如外科、妇科、儿科、针灸等，也涌现出了陈实功的《外科正实》、傅山的《傅青主女科》、陈复正的《幼幼集成》、杨继洲的《针灸大成》等杰出著作；同时，吴谦的《医宗金鉴》、程钟龄的《医学心悟》、陈修园的《陈修园医书》等也是该时期医学著作中的佼佼者。

二、著名医家、著作及轶事传奇

（一）楼英

1. 生平

　　楼英（公元 1320~1389 年），字公爽，号全善，又号全斋，系明朝时期萧山楼塔人士。自幼勤勉好学，早年与兄长楼泳共赴"仙岩寺"研习《易经》，并深入医道。楼氏家族三代行医，天资聪颖的楼英继承家学，年仅 10 岁便能为邻里把脉疗疾。他秉持医者仁心，无论病人贫富，皆一视同仁，不惧秽臭，细致入微地观察病情变化。基于"阴阳五行生化万物"之理论，楼英提出了诊断疾病需"先辨血气、表里、上下、脏腑之别，以明确病源所在，再察虚、实、寒、热之邪，据以施治"的中医诊治原则。在行医实践中，他注重因人而异、因病制宜、因时施治，灵活运用药物、理疗、针灸等多种治疗手段，并在治疗过程中不断总结经验，积累了丰富的临床资料，医术日益精进。未几，其名声远播四方，尤以对贫苦病人慷慨施医、分文不取之举，更令各地病人慕名而至，迅速成长为元末明初江南地区的杰出名医。

为传承前贤医道，惠及后世，楼英矢志编纂医学著作。他利用行医之余，广泛阅读医籍，并亲赴云南、贵州等地，遍访名医，搜集整理大量珍贵资料。在名医戴元礼的鼎力相助下，历经艰辛，终于编纂完成《医学纲目》一书，共计40卷。该书以人体内脏分类为纲，结构严谨，论述清晰，条理分明，概括性强，自明清以来，一直被视为医家必读之经典，具有极高的实用价值和历史意义。

2. 著作

楼英留下了丰富的医学遗产，著作包括《医学纲目》40卷、《内经运气类注》4卷《周易参同契药物火候图说》《仙岩文集》2卷以及《江潮论》《守分说》《仙岩日录杂效》和《正传录》等著作。在这些作品中，《医学纲目》尤为突出。

《医学纲目》是一部集大成的综合性医学巨著，由曹灼于嘉靖四十四年（公元1565年）刊行。该书汇集了自《黄帝内经》以来历代医家的方书、文献，以及楼英本人数十年的临床经验。全书内容详实，条理清晰，选方论治严谨有序，为后世医学巨著《本草纲目》的编纂提供了重要的参考资料。全书共40卷，分为11个部分，以阴阳脏腑为纲，详细阐述了医学理论和实践。

首卷至第9卷构成医学总论，深入探讨了阴阳、脏腑、诊断、治疗、用药、针灸、调摄和禁忌等基础医学知识。第10~15卷专论肝胆部，第

16~20 卷详述心小肠部，第 21~25 卷探讨脾胃部，第 26 卷专攻脾肺部，第 27 卷专注于肺大肠部，第 28~29 卷则涉及肾膀胱部，每一部分都针对相应脏腑的疾病进行了深入的论述和分类。第 30~33 卷为伤寒部，主要讨论伤寒病，同时兼温病、暑病、温疫等。第 34~35 卷为妇人部，详述了妇人通治、月经、带下、胎产等疾病。第 36~39 卷为小儿部，涵盖了小儿通治和五脏相关疾病。最后 1 卷，即第 40 卷，专论运气部。

楼英的这些著作，尤其是《医学纲目》，对后世医学的发展产生了深远的影响，至今仍被视为中医学宝库中的瑰宝。

（二）李时珍

1. 生平

李时珍（公元 1518~1593 年），系明朝时期之杰出医药学家，字东璧，晚年自称为濒湖山人，原籍位于湖北蕲春县蕲州镇东长街之瓦屑坝（今博士街）。他出身于医学世家，祖父与父亲均为医术高超之医者，父亲李言闻更曾任太医院吏目之职。

李时珍自幼便对医学抱有浓厚兴趣，14 岁时随父赴黄州府应试，虽中秀才，但并未因此热衷科举之路。其后，他三次前往武昌应试，均未能如愿，遂决心放弃仕途，转而专攻医学。23 岁时，他正式随父学医，医术日益精进，名声渐起。后受举荐，李时珍得以进入北京太医院担任院判之职。在此期间，他充分利用太医院之丰富资源，深入研究药物，广泛搜集资料，并有机会阅读大量王府与皇家珍藏之医学典籍，如《本草品汇精要》等。同时，他还从宫廷中获得了大量民间本草之相关信息与药物标本，极大地拓宽了视野，丰富了知识储备。

后来，李时珍毅然辞官归乡，开设医馆，专心致力于药物之考察与研究。在长达数十年的行医生涯与古典医籍研读过程中，他深刻认识到古代本草书中存在诸多谬误与不足，遂立志重新编纂一部更为准确、全面之本草书籍。自公元 1552 年起，李时珍着手编写《本草纲目》一书。为求资料之详尽与准确，他亲自前往武当山、庐山、茅山、牛首山等地及湖广、安徽、河南、河北等省份收集药物标本与处方，同时，他广泛拜师求教于渔人、樵夫、农民、车夫、药工、捕蛇者等各界人士，并以《经史证类备急本草》为蓝本，参考了多达 800 余部书籍之内容，通过考古证今、穷究物理之方法，历经千万字札记之记录与无数疑难问题之解决，最终耗时 27 年之久，三易其稿，于明万历六年（公元 1578 年）完成了这部共计 192 万字之巨著——《本草纲目》。

2. 著作

李时珍所著《濒湖脉学》一书，成书于嘉靖四十三年（公元 1546 年），全书采用歌赋体形式，分为《七言诀》与《四言诀》两大部分。其中，《七言诀》详尽阐述了浮、沉、迟、数等 27 种脉象的形态特征、主要病症及相似脉象之间的鉴别方法；《四言诀》则全面综述了脉理、脉法、五脏平脉、杂病脉象等相关内容。

《本草纲目》作为一部集大成的医药学巨著，共分为 16 部、52 卷。全书广泛搜集并收录了历代本草书籍中的药物共计 1518 种，并在此基础上新增药物 374 种，总计达 1892 种，其中植物类药物占据多数，共有 1195 种。此外，该书还精心辑录了古代药学家及民间流传的单方，共计 11096 则，并在书前附上了药物形态图 1100 余幅。此书不仅全面继承了历代本草学著作的精髓，还积极纠正了前人的错误，弥补了诸多不足，并实现了多项重要发现和突破，成为公元 16 世纪以前中国最为系统、完整且科学的医药学著作。

在药物分类方面，李时珍摒弃了自《神农本草经》以来沿用了一千多年的上、中、下三品分类法，创新性地提出了将药物分为谷、菜、果、水、火、土、金石、草、木、器服、虫、鳞、介、禽、兽、人等16部，共计60类的全新分类体系。每种药物均以其正名为纲，下设详细条目，使得整个分类体系既清晰又严谨。书中还详细记载了各类药物的相关知识，包括校正、释名、集解、正误、修治、气味、主治、发明、附录、附方等多个方面，从药物的历史渊源、形态特征到功能主治、配伍方剂等均进行了详尽的阐述，极大地丰富了本草学的知识体系。

据马元俊先生的研究指出，李时珍在植物学领域所创造的人为分类方法具有极高的科学价值。他根据植物的实用价值与形态特征等相似性将其归类于不同的类别之中，并采用了层次分明的逐级分类法。这种方法不仅揭示了植物之间的亲缘关系，还统一了众多植物的命名方法。在《本草纲目》中，李时珍将一千多种植物按照其经济用途、体态习性及内含物的不同进行了科学分类，首先将大类物质归为五部（即草、木、菜、果、谷为纲），然后再在部下细分成三十类乃至更多种类。这种分类方法不仅具有高度的实用性和科学性，而且为后世植物学的发展奠定了坚实的基础。

《本草纲目》不仅在中国药物学的发展史上具有举足轻重的地位，而且其影响还远远超出了医药学的范畴，对世界医药学、植物学、动物学、矿物学以及化学等多个领域都产生了深远的影响。书中首创的按药物自然属性逐级分类的纲目体系更是被誉为现代生物分类学的重要方法之一。这种分类方法比现代植物分类学的创始人林奈的《自然系统》早了一个半世纪之久，充分展示了李时珍卓越的科学预见性和创新能力，《本草纲目》因此被誉为"东方医药巨典"，其历史地位和科学价值无可替代。

3. 轶事传奇

在北方，传说中存在一种名为曼陀罗花的神秘药物，据说服用后会引发人们手舞足蹈，甚至导致麻醉。为了探索这种药物的真相，李时珍离开了他的家乡，远赴北方。在那里，他终于发现了这种植物，它独自挺立，高达四至五尺，叶子类似茄子叶，花朵则酷似牵牛花，且具有晨开夜合的特性。为了深入了解曼陀罗花的特性，李时珍依照当地山民的建议，用它泡制了酒。几天后，他决定亲自尝试，以验证其功效。他先是小酌一口，发现酒香扑鼻；接着又喝了一口，随即感到舌头乃至整个口腔麻木；再喝一口后，不久便感到头晕目眩，继而开始发出无法抑制的傻笑，手脚也不自觉地舞动起来；最终，他失去了意识，倒在地上。周围的人见状大惊失色，急忙给李时珍灌服了解毒药物。经过一段时间，李时珍终于苏醒，大家这才放下心来。醒来的李时珍异常激动，立刻记录下了曼陀罗花的产地、形态、生长习性、生长期，并详细描述了如何泡酒以及制成药物后的使用方法、功效和反应过程。他还在笔记中写道："割疮灸火，宜先服此，则不觉苦也。"就这样，又一种可用于临床麻醉的药物被发现。

（三）杨济时

1. 生平

杨济时（约公元 1522~1620 年），字继洲，浙江三衢人，明代针灸学家。杨济时出身世医家庭，曾任嘉靖帝侍医及圣济殿太医院医官。家学渊源，祖父杨益曾任太医院太医，家中珍藏古医籍抄本。杨济时博览群书，通晓各家学说，幼时读书多才，后弃儒学医，在祖父指点下阅读医书，实践多年后成针灸名家。明世宗时选为嘉靖皇帝侍医，疗效显著。著《针灸大成》10卷，取材经典，结合实践，刊印传世。

2. 著作

《针灸大成》共10卷，集《神应经》等明代以前针灸论著之大成。书中论述针道源流、经穴、制针法、补泻手法等，主张辨证治病。该书总结明代以前针灸学术经验，收针灸歌赋，考定穴位，附全身及局部图，整理历代针灸手法，如"杨氏补泻十二法"，记载病证配穴处方及治疗验案。该书是明代以来流传最广的针灸学著作，翻刻次数多，影响大，被誉为最受欢迎、知名度最高的针灸专著之一。《针灸大成》不仅为国内学术界重视，在国外亦影响深远，有多种语言译本。其问世标志着中国古代针灸学科的成熟，是针灸学发展的重要参考书。

3. 轶事传奇

相传在山西，监察御史赵文炳曾患有痿痹证，他遍访众多名医，服用汤药无数，但病情改善微乎其微。最终，他特意前往杨家寻求治疗。杨济时仔细询问了赵文炳的病情，并为他扎了三次针，结果痿痹证竟奇迹般地痊愈了。从此，"三针而愈"的名声不胫而走，求医者络绎不绝。

杨济时在成为侍医后，并不满足于仅在深宫大院中行医。他抓住每一次出宫的机会，四处游历，为民间百姓提供医疗服务。在嘉靖三十四年，杨济时身处建宁，一位好友的母亲遭受着全身关节肿痛的折磨，手臂无法抬起，背部感到寒冷，全身乏力。尽管正值酷暑，老人却不得不穿着棉衣。她曾多次就医，均被诊断为虚寒证，但治疗后病情并未见好转。

好友邀请杨济时到家中为母亲诊治。杨济时通过诊脉，断定是痰湿阻塞经络所致，于是对肺俞、曲池、手三里等穴位进行了针刺治疗。当天，老人便感到身体轻松许多，手臂也能逐渐抬高。经过几次治疗，并配合使用除湿化痰的药物，老人的病情迅速得以康复。

（四）缪希雍

1. 生平

缪（miào）希雍（公元 1546~1627 年？），明代医学家，海虞人，迁居江苏金坛。13 岁丧父，17 岁患疟疾自医而愈，遂立志学医。家境贫寒，借书苦读 10 年。27 岁起游历四方，遍访名医，虚心求教，广结善缘，获得大量医疗知识，收录于《先醒斋医学广笔记》。同时，他对药物炮制有深入研究，对清代药物炮制繁盛做出了贡献。其著作还强调医生的精神境界与内心修养。

2. 著作

《本草单方》共计 19 卷，详尽记载了内科、外科、妇科、儿科等 199 种疾病的治疗方案，收录了 4005 个药方，并引用了超过 400 种医学著作。该书对所载药方的来源、配伍原则、药物加工方法以及加减禁忌等均有详细说明。书中所辑录的药方多为古代及当时广为流传且疗效显著的名方、单方和秘方，包括缪希雍所传"得秘授，悟真诀"的秘方和验方，具有极高的临床应用价值。

《先醒斋医学广笔记》共分为 4 卷。第 1~3 卷汇编了缪希雍在内科、外科、妇科、儿科等常见病症治疗方面的经验、临床案例以及所使用的有效药方。其中，关于中风的治疗方法概述、伤寒治疗的基本原则、吐血的三大治疗法则以及甘寒滋润法治疗脾脏疾病的篇章，尤为突出地体现了缪希雍的学术理念。第 4 卷则收录了炮制大法和用药通例，详述了 439 种常用药物的炮制方法、药物的相畏相恶禁忌，以及丸散膏丹汤的制备方法和煎服方法，是一部极具实用性的中医临床参考书籍。

3. 轶事传奇

（1）井底泥治病：据传，于润甫的妻子怀孕期间不幸感染了伤寒，出现头痛、高热、极度口渴、舌苔发黑并带有芒刺等症状。当缪希雍前来诊视时，他立刻意识到病情的严重性，并迅速指示家人从井中取出底部的泥土，用这些泥土敷在病人的肚脐上。泥土干燥后，便更换新的泥土继续敷用。同时，缪希雍还开具了药方。由于病状属于阳明证，他选择了竹叶石膏汤（竹叶石膏汤出自《伤寒论》，用于治疗热病导致的气阴两伤）。竹叶石膏汤中不可或缺的一味药材是生石膏，它具有清透气分之热的功效。经过这样的治疗，病人的病情迅速好转，6 天后，她顺利生下了一个健康的宝宝，母子均平安无事。

中医理论认为，井底泥蕴含着大地的至阴之气，味甘且性大寒，通常情况下，井底泥被用于敷治烧伤和烫伤，以清热解毒。对于孕妇而言，若患上了热病，将井底泥敷在心口、肚脐和丹田部位，可以保护胎儿免受热邪的侵害，避免因发烧而对胎儿造成伤害。

（2）双雄联手治水痘：一次一位显赫家庭的孩子不幸患上了水痘，并伴有血热和气虚的症状。在服用了解毒药物之后，孩子出现了腹泻的反应。紧接着，出现了更为严重的症状，水痘开始内陷——中医学认为这是由于正气不足所导致。于是，他们请来了著名的医学家缪希雍和王肯堂。缪希雍诊断后，仅使用了微量的鸦片，并配以炒莲肉五分，通过米汤给孩子服用，腹泻随即得到了控制。王肯堂随后建议补气，他开出了人参二两、黄芪三两、鹿茸三钱的药方煎服。孩子服用后，元气大增，不久之后，孩子便迅速康复了。

（五）王肯堂

1. 生平

王肯堂（公元 1549~1613 年），字宇泰，亦称损仲，号损庵，自号念西居士，江苏金坛人。王肯堂出生于一个官宦家庭，自幼广泛阅读，因母亲患病而开始学习医学。在万历十七年（1589 年）考中进士，并被选为翰林院检讨，最终官至福建参政。然而，在万历二十年（1592 年），因上书直言反对抗击倭寇的政策，他被诬陷为"浮躁"而遭降职。因此，王肯堂以病为由辞官归隐，重新深入研究医学理论。

王肯堂推崇张仲景，视其为医界孔子，为 2000 年来名医之祖。他认为伤寒法不仅治伤寒，亦疗内科杂病。其著作《伤寒证治准绳》发展了张仲景的《伤寒论》，凝聚了他一生学习、研究、治疗伤寒的心血，是详尽的伤寒论专著，对后世伤寒研究影响深远。

2. 著作

《证治准绳》一书，历时 11 年精心编纂，总计 44 卷，洋洋洒洒 200 余万字。该书内容丰富，涵盖《证治准绳·杂病》8 卷，《证治准绳·类方》8 卷，《证治准绳·伤寒》8 卷，《证治准绳·疡医》8 卷，《证治准绳·幼科》9 卷，《证治准绳·女科》5 卷。此外，王肯堂还著有《医镜》4 卷、《新镌医论》3 卷《郁冈斋笔尘》等医学著作，并辑录了《古今医统正脉全书》。后世学者整理了《王肯堂医学全书》。王肯堂作为一位医学界的杰出人物，其著作《证治准绳》集明代以前医学成就之大成，堪称医学史上的不朽巨著。

王肯堂在《证治准绳·疡医》中详细记载了多种外科疾病，其水平高超，受利玛窦影响。他描述了人体骨骼，受西洋解剖学启发。书中记载了 1587 年炭疽病流行，对传染途径、症状、体征、预后等进行了科学论述，还讨论了麻风病、梅毒等。他首次记述了男性乳腺癌。在手术方面，他描述了肿瘤摘除、甲状腺切除、肛门成形术等，并详细阐述了消毒、步骤和护理技术。

《证治准绳》中医眼科内容意义重大，王肯堂在眼科疾病描述上有独到见解，书中收载眼科病证 193 种，几乎囊括所有肉眼可检疾病。他对角膜溃疡、眼底出血有详尽描述，尤其在眼底出血方面，无眼底镜等辅助下仍详述自觉症状和征象，贡献显著。他生动描绘眼底出血动态过程，并提出拔治法治疗斜视，对青光眼也有研究。

（六）陈实功

1. 生平

陈实功（公元 1555~1636 年），字毓仁，号若虚，江苏东海（今江苏省南通市）人士，是明代杰出的外科学家。陈实功致力于外科领域研究超过 40 年，成功治愈了众多复杂难症，积累了宝贵的临床经验。

陈实功自幼多病，少年学医，师从李沦溟。李沦溟认为外科治疗更难，因外症必根于内。此话成陈实功座右铭，他推动外科发展，注重医理。陈实功博学多才，勤读医学古籍，灵活运用前人理论，结合实践总结出一套适合大众的理论。此外陈实功还继承李沦溟观点，采取内外结合治疗法，主张手术与内服结合。1617 年，陈实功编著《外科正宗》一书。

陈实功医术高明，医德高尚，作风正派，对同道谨慎谦和，对青年提携爱戴，对病人一视同仁。他不仅免费为穷人看病，还捐资赠物，修建山路。陈实功精通医术，亦研究修身养性之道。他认为"德为福寿之本"，将医术视为"仁术"，自订"五戒十要"作为道德规范。美国乔治顿大学主编的《生物伦理学大百科全书》认为，陈实功的"医学五戒十要"是世界上最早成文的医学道德典范。

西医学认为人衰老从腿开始，陈实功 400 年前已重视腿脚筋骨对全身的影响，研制"千里健步散"。取细辛、防风、白芷、草乌等中药粉末，密封瓷瓶内。长途跋涉者，取少许粉末散于鞋内，除湿祛臭，使两足轻捷不易疲乏，防磨疱疼痛。陈实功善用饮食调理治疗疾病，他创制了"八珍糕"，对脾胃虚热等症状疗效显著。清代皇宫中常用其配方制作八珍糕供帝妃食用。

陈实功享年 81 岁，从事医疗实践 60 余年，是明代老寿星，这得益于他的修身养性之道。

2. 著作

《外科正宗》一书成书于 1617 年，全书共分为 12 卷，包含 157 篇，对于痈疽、疔疮、流注、瘰疬、瘿瘤、肠痈、痔疮、白癜风、烫伤、疥疮等外伤及皮肤、五官科疾病，进行了详尽的分析，提出了精辟的论治方法，并且治疗手段恰当。书中还附有诸多医案，增强了其说服力。《外科正宗》以其对病症的详尽描述和治疗的精妙见解而闻名，彰显了明朝以前我国在外科学领域的重大成就。自印行以来，该书流传至日本等国，300 余年间出现了 50 多种版本，成为中医外科领域的一部经典著作。

（七）张景岳

1. 生平

张景岳（公元 1563~1640 年），原名介宾，字惠卿，号景岳，又因他的书房名为通一斋，故别称通一子，是明末时期来自会稽（今浙江绍兴）的杰出医学家。张景岳因擅长使用熟地黄而被尊称为"张熟地"。作为古代中医温补学派的领军人物，张景岳被誉为"医术中的杰出之士"，并被时人誉为"仲景之后，千古一人"。他的学术思想对后世产生了深远的影响。

张景岳生于嘉靖四十二年，家境富裕，自幼喜爱读书，广泛接触诸子百家和经典著作。其父张寿峰是定西侯门客，晓医理。张景岳幼时从父学医，13 岁随父到北京，师从名医金英。青年时广交贵族，受理学和道家思想影响，通晓多领域知识，对医学领悟尤深。性格豪放，曾从戎游历北方，后解甲归隐，潜心医道，医技大进，名噪一时。57 岁返回南方，专心临床诊疗和著书立说。于崇祯十三年去世，终年 78 岁。

张景岳用药精专，主张药力专一，自创诸方纯厚精专，如左归饮、右归饮、左归丸、右归丸，均去泻增补，纯补不杂，体现了他"少用纯补"及"治不精则无效"的用药思想。他还力倡药味精简，药杂味多则力不专。据统计，《新方八阵》186 方，平均用药约 6 味，药力精专，简便廉验。

在中医理论的发展历程中，张景岳的医学思想体系占据了举足轻重的地位，标志着中医学理论进入了一个新的发展阶段。他以温补为核心的思想体系，对中医学基础理论的演进和完善产生了深远的影响。张景岳进一步发展和完善了气一元论，对阳气不足的理论进行了补充和拓展，并创立了具有个人特色的水火命门学说，对后世养生学的发展产生了积极而深远的影响。

2. 著作

《景岳全书》共计 64 卷，著成于公元 1624 年，内容包罗万象，涵盖理论、本草学、成方以及临床各科疾病的诊治，是一部系统而全面的临床医学参考著作。张景岳学识渊博，文笔出众，善于雄辩，其文章气势磅礴，议论纵横捭阖，广泛引用证据，演绎推理，逻辑严密，因此《景岳全书》得以广泛传播。

《景岳全书·传忠禄》收录张景岳医学论文 30 余篇，涵盖理论、医评、问诊、诊断、治疗等。《景岳全书·脉神章》录有历代脉学，结合临证经验评论诊脉之法和脉象主病。《景岳全书·伤寒典》补充《黄帝内经》伤寒证治。《景岳全书·杂证谟》论述内科杂证病因病机、治理方药及医评，辅以医案。《景岳全书·妇人规》论述九类妇科疾患，强调情志病因，注重四诊合参。《景岳全书·小儿则》论述儿科病治，提出小儿生理特点。《景岳全书·痘疹诠》、《景岳全书·外科钤》各有论病及证治。《景岳全书·本草正》介绍药物 292 种，详解气味性用，多为张景岳临症体会。《景岳全书·新方八阵》创新列方，《景岳全书·古方八阵》辑录经典，共录新方186 方，古方 1533 方，以及妇人、小儿、痘疹、外科古方等。

3. 轶事传奇

有一户姓王的人家，他们有一个刚满周岁的儿子。一天，孩子的母亲无意中递给他一枚用于修补鞋子的圆铁钉玩耍。孩子年幼无知，不慎将铁钉吞入喉咙，无法取出。母亲见状，惊慌失措，急忙将孩子倒提起来，试图让铁钉倒出，不料孩子却开始从鼻孔流血，情况危急。孩子的父母焦急地呼救。恰巧张景岳路过此地，他立刻指示孩子的母亲将孩子抱正，孩子随即大哭一声。张景岳判断铁钉已经进入肠胃，孩子的父母已经吓得不知所措，不断恳求张景岳救助。张景岳沉思片刻，想起了《神农本草经》中"铁畏朴硝"的记载，于是构思出一个治疗方案。他取来一钱活磁石和二钱朴硝，将它们研磨成细末，再用熟猪油和蜂蜜调和，让小孩服下。不久，孩子排出了一个物体，大小如同芋头，表面光滑无棱，药物保护其表面。仔细一看，里面竟然包裹着那枚误吞的铁钉。孩子的父母感激涕零，向张景岳请教其中的奥秘。张景岳解释道：所用的芒硝、磁石、猪油、蜜糖这四种药物，各有其独特的作用，缺一不可。芒硝没有磁石的吸附作用，就无法附着在铁钉上；磁石没有芒硝的泻下作用，就无法将铁钉排出体外；猪油和蜂蜜则润滑肠道，使得铁钉容易排出；而蜂蜜还作为小儿喜欢的调味剂。这四种药物协同作用，共同裹护铁钉从肠道中排出。孩子的父母听完这番解释，恍然大悟："原来如此！难怪中医用药讲究配伍，每味药在方剂中都发挥着不可替代的作用啊！"

（八）吴有性

1. 生平

吴有性，字又可，汉族，吴县东山人，为明末清初杰出的传染病学家。在明崇祯十五年（1642 年），全国范围内暴发了严重的瘟疫，导致众多家庭遭受灭顶之灾。南北直隶、山东、浙江等地区疫情尤为严重，五六月间疫情更是加剧，以至于一巷之中百余家无一幸免，一家数十口人无一存留。吴又可亲身经历这场灾难，收集了大量资料，并深入探究了疾病的根源。他凭借丰富的临床经验，撰写了《温疫论》一书，为我国传染病学研究奠定了基础。吴又可凭借其一生的抗疫经验，勇于提出"疠气"致病的理论，并创制了"达原饮"以治疗由"疠气"引起的疾病。

此外，他还创制了三消饮，用以治疗温疫邪气在表里之间的变化，以及表证、里证、半表半里证兼有的情况。根据温疫邪气的不同位置，吴又可提出了不同的治疗方法。他构建了一套较为完整的温病辨证论治体系，并提出了一系列创新的学术观点，创立了温疫学说，极大地丰富了我国医学中温热病学的内容。在世界传染病学史上，吴又可的贡献同样具有划时代的意义，赢得了后世的广泛尊敬。电影《大明劫》便是以吴又可撰写《温疫论》为背景，成为中医救世题材的开山之作。

2. 著作

《温疫论》是中医温病学发展史上的里程碑式著作，分为上、下两卷，成书于崇祯十五年。该书强调温疫病并非由风、寒、暑、湿等六淫邪气外侵所致，而是由天地间某种特殊之气感染人体而引发，与伤寒病有着本质的区别。疫气的强弱与地域、季节及年运紧密相关。无论是年长者还是孩童，都可能因接触这种疫气而患病。温疫的邪气侵入人体的路径多样，但主要是通过口鼻进入，其作用部位既非体表也非体内深处，而是介于两者之间的膜原。由于膜原既与体表相连，又与体内相通，当邪气旺盛时，它可能向体表或体内扩散。因此，治疗时应根据邪气的扩散趋势，采取相应的策略进行引导。书中提出了"达原饮"这一方剂，旨在促使邪气迅速从膜原溃散，从而有助于表里两部分的邪气分别消散，有效治疗温疫。

（九）傅青主

1. 生平

傅青主（公元1607~1684年），原名鼎臣，字青竹，又改字青主，乃山西阳曲人士。在明清交替之际，他是一位杰出的道家思想家、书法家及医学家。其著作《傅青主女科》与《傅青主男科》等流传至今，享有"医圣"之美誉。

傅青主生于明末清初，目睹明朝腐败，清兵南下，民间疾苦，决定从医。他自幼受家庭熏陶，文化基础扎实，经多年研修精通医理。游历期间，他向医家和道士学习，搜集药方，以医济世。他参与抗清斗争失败后隐居，悬壶济世，不畏清朝威逼利诱，生活贫困，却为中医贡献一生。

傅家世代精通医术，傅青主在明朝灭亡后，亦以医术闻名于世，他在太原三桥街开设了"卫生馆"，其药铺的旧址至今仍然存在。据说，无论病情多么复杂难治，他都能药到病除，因此前来求医的人络绎不绝。即使他从阳曲迁居至乡下，城里的病人仍旧不辞辛苦地找到乡下请他治病。傅青主不仅医术卓越，而且医德高尚，对于贫穷的病人，即使路程遥远，他也立即出诊，并且不收取任何费用，甚至免费赠送药物。在当时，他就被誉为"仙医"。直至今日，山西各地仍然流传着傅青主治病救人的传说。傅青主所著的医书遗稿，后人整理编纂成《傅青主女科》《傅青主男科》《傅氏幼科》等著作。他所创制的方药，如"二仙和合丸""血晕止迷散"，至今仍保持着其独特的药效和风格。

在中医治学上，傅青主主张医生须精通医理，以战略指导治病，灵活应用方药。他强调处方用药须谨慎，并注重收集民间单方、验方。他力求在保证疗效的基础上，让病人少花钱或不花钱也能治病。

傅青主是一位博学多才的学者，除了精通医学，他还擅长佛教、道教、武术、书法、绘画、诗词以及音韵训诂之学。他集文学家、书画家、医学家于一身，然而，他本人对医学的成就尤为自许。他曾向友人坦承："我的书法不及我的绘画，而我的绘画又不及我的医术。"实际上，傅青主在书法方面的造诣亦卓越非凡，他为晋祠"齐年古柏"所题的"晋源之柏第一章"，笔力遒劲，气势宏伟，被誉为"晋祠三绝"之一。他的山水画作，以骨法用笔见长，墨竹画作亦是气韵生动。

2. 著作

《傅青主女科》是一部内容详实的中医妇科学经典著作。该书深入探讨了月经、带下、妊娠、分娩等妇产科领域的多种疾病，不仅提供了理论依据和治疗方法，还详尽阐述了常规与特殊情况下的处理策略。它全面涵盖了理论、法则、论述、方剂和药物，继承并发扬了清代以前众多医学家在妇产科学上的学术成就，并融入了自身的临床经验，提出了许多独到的学术观点。傅青主将妇产科疾病细分为调经、助孕、崩漏、带下、妊娠、流产及临产等9个类别，内容覆盖了妇产科的各个方面。书中的一些观点至今仍对中医妇科学的临床实践产生指导作用。傅青主创制的著名方剂，如"生化汤""完带汤""逐瘀止血汤""清经汤"等，至今仍被广泛应用于临床。

（十）汪昂

1. 生平

汪昂（公元 1615~1695 年），字讱庵，原名恒，安徽休宁县城西门人。汪昂早年考取秀才，但因家境贫寒，放弃了科举之路，转而致力于医学研究。汪昂深入钻研古代医学典籍，并结合临床经验，经过 30 年的不懈探索，编撰了《素问灵枢类纂约注》《医方集解》《本草备要》《汤头歌诀》等著作，这些作品广为流传，使他成为新安医学流派的杰出代表。

在长期的医疗实践中，汪昂注意到"古今医书繁多"，但专门解释医方的书籍却寥寥无几，自陈无择开创性地注释张仲景的《伤寒论》以来，

"多年过去，却鲜有人继续这一工作"，导致医方难以掌握，给初学医者带来了诸多挑战。因此，汪昂广泛搜集资料，深入研究，终于在68岁高龄时完成了《医方集解》。

《医方集解》一经出版，便迅速风靡全国。1935年，曹炳章先生将其收录于《中国医学大成》中。1959至1979年间，上海科学技术出版社7次重印发行此书，全国中医高等院校也将其作为参考教材。1999年，中国中医药出版社将《汪昂医学全书》纳入《明清名医全书大成》，并在北京人民大会堂举行了隆重的首发仪式。

2. 著作

《医方集解》于康熙二十一年（1682年）问世，全书分为6卷，收录了370余种正方和490余种附方，共分为21个门类。书中详细阐述了每个方剂的适应证、药物组成、方义、服用方法以及加减变化。这部著作内容详实，解释清晰，流传极广。《医方集解》所载的方剂大多源自历代名医的实践经验，具有很高的临床应用价值，是方剂学领域中极具影响力的专著。

《汤头歌诀》则以七言诗的形式呈现，便于医学生诵读和记忆，成为初学者学习的优秀入门书籍，为《医方集解》在医学界的传播起到了桥梁作用。作为一部重要的医学入门书籍，《汤头歌诀》因其简洁明了、便于记忆的特点，至今仍是中医学院的推荐教材。

《本草备要》共4卷，于1683年完成，后经清代著名医家之一、太医院判吴谦审定，并于1694年开始在国内广泛刊行，版本多达70余种。1729年（日本享保十四年），该书传入日本，由植村藤治郎刊印并发行。《本草备要》的翻印次数超过200次，是当代临床实用本草著作中影响最为深远者。书中选药精良，重点药效突出，使用方法详尽，阅读起来引人入胜，不仅是一部药物学专著，也是学习中医辨证论治、立法处方的优秀医学书籍。

（十一）薛雪

1. 生平

薛雪（公元 1681~1770 年），字生白，号一瓢，亦自号槐云道人、磨剑道人、牧牛老朽，江苏吴县人士，与同时代的叶桂齐名。薛雪自幼酷爱学习，才华横溢，创作了大量诗文，其擅长画兰，精通拳术，学识渊博。乾隆初期，因母亲多病，薛雪开始深入研究医学，广泛阅读医书，精通医术，尤其擅长治疗温热病。

薛雪对湿热病的研究尤为突出，他强调湿邪与热邪相结合的病理特征，准确把握湿、热两种邪气的不同严重程度，并结合脏腑、三焦、表里等辨证方法，融会贯通，极大地丰富了湿热病的辨证分型，具有极高的临床应用价值。在治疗方面，他提出了温化、清泻、清热祛湿等主要方法，并且擅长运用补阳、益气、养阴、生津等辅助疗法。在用药上，他始终注意平衡清热与祛湿、扶正与祛邪的关系，治疗时不死守固定成方，为后世治疗湿热病提供了重要的规范和准则，影响深远。

2. 著作

《湿热条辨》一书对湿热病的辨证论治进行了深入探讨与拓展，从而丰富和充实了温热病学的理论体系，并对温热病学的发展做出了显著的贡献。薛雪提出：热乃天之气，湿乃地之气。热遇湿则更盛，湿遇热则更烈。湿与热若分离，则病症轻缓；若湿热相合，则病症严重且迅速。在《湿热条辨》中，他将湿热病的侵袭路径概括为三个主要方面。首先，少数病人是由于邪气从皮肤侵入；其次，大多数病人是由于邪气通过口鼻侵入；最后，邪气从上部侵袭，既非脾脏，亦非胃部，而是侵犯膜原。与吴又可、叶天士仅强调温邪从口鼻侵入"温邪上受"而伤及心肺的观点不同，薛雪指出湿热病邪虽亦可从口鼻侵入，但其主要损害的脏腑在于脾与胃。薛雪强调脾胃的强弱在湿热病发生过程中的重要性，认为脾虚湿盛是湿热病发生的内在条件。

3. 轶事传奇

在乾隆时期，薛雪和叶天士这两位名医齐名，都精通医术，尤其擅长治疗温病。然而，他们之间存在相互轻视的倾向，经常相互批评。历史上曾有"扫叶庄"与"踏雪斋"这一著名的医学界轶事。

故事是这样的：一位更夫患有水肿病，他首先求助于薛雪。薛雪认为病情已至晚期，难以治愈，因此拒绝了治疗。更夫在回家途中晕倒在路边，恰巧被叶天士发现。叶天士经过仔细检查后，认为更夫的病是由于长期接触有毒蚊香所致，并通过精心治疗使他康复。更夫将此事告诉了大家，很快整个州城都知道了。薛雪得知后，感到既嫉妒又愤怒，认为自己的声誉受损，于是决定与叶天士一决高下，以挽回自己的面子。为此，他将自己的居所命名为"扫叶庄"，并在门上悬挂了手书的匾额。

叶天士得知此事后，感到非常愤怒。由于两人本就互不相让，现在更是怒火中烧，他立即回应，草书"踏雪斋"匾额挂在自己的书斋门上，以示对薛雪毫不示弱。正当两人准备较量之际，叶天士的母亲突然生病，尽管叶天士尽心治疗，但病情迟迟未见好转，他感到非常焦虑。薛雪的弟弟与叶天士关系友好，得知情况后，将叶母的病情告诉了薛雪。薛雪了解病情后，认为这是阳明经证，必须重用白虎汤才能有效治疗，甚至需要使用二斤生石膏。薛雪的弟弟将这个意见转告给叶天士，叶天士这才恍然大悟，急忙煎制了重剂白虎汤，病人服后果然痊愈。事后，叶天士对薛雪的医术深感佩服，他摒弃了以往的积怨，主动拜访薛雪。薛雪深受感动，感到内疚，立即摘下了"扫叶庄"的匾额，表达了歉意。从此，两位名医开始互相学习，共同研究，为中医学的温病学说做出了重大贡献。

（十二）程钟龄

1. 生平

程钟龄（公元1662~1735年），字山龄，名国彭，清代名医。程钟龄自幼体弱多病，遂立志学医，研读《黄帝内经》《难经》及金元医学四大家之著作。他博览群书，融会贯通各家学说，认为各家学说各有其长，应全面理解。

程钟龄首次明确并系统地提出了治疗疾病的"医门八法"，认为在讨论治疗方案时，汗法、和法、下法、消法、吐法、清法、温法、补法这八种方法已经涵盖了所有，在一种方法中，八法已经完备，在八法之中，又包含了百种不同的治疗方法，尽管病变种类繁多，但治疗方法归根结底是一致的。"医门八法"的理论，被后世众多医学家广泛采纳，不仅推动了中医基础理论和诊断学的发展，为中医诊断学形成独立体系做出了宝贵的贡献，而且在国际上也产生了显著影响。例如，日本丹波元坚在其著作《皇汉医学丛书·药治通义》中，就整段引用了程钟龄的"医门八法"多达五次。

程钟龄行医30载，对病人严谨负责，尤擅救急重症，常能挽回生命。雍正十年冬，他归普陀寺修行时，恰逢寺庙大修，工人众多，因病者不少，程钟龄便熬制药汤，为工人治病防病，很快病人康复。

程钟龄致力于医学的精进，对病人仁慈，并重视医德。他明确指出，一位杰出的医生必须汲取众家之长，"仅知其表层而不知其深奥，犹如未有所知；仅知其片面而不知其全面，亦如未有所知"。医生肩负着性命之重托，其技艺必须精湛，心态必须仁慈，其学习和理解医理，必须达到豁然开朗的境界。为了帮助弟子深刻领会先贤的医学精义，程钟龄结合自己的临床经验和心得，在雍正十年（公元 1732 年）编纂了《医学心悟》5 卷，作为弟子们学习的教材。他以"心悟"作为书名，勉励弟子们"阅读此书，并广泛涉猎群言，深思熟虑，以达到医术的精深境界。如此，心如明镜，笔下生花，方能救治众生，药到病除，方剂必见成效"。

2. 著作

《医学心悟》一书明确阐述了辨证八纲和施治八法的理论，并对内科、外科、妇科、五官科等各类疾病的治疗进行了全面探讨。其语言简洁明了，治疗方法切实可行。因此，自清代以来，《医学心悟》便成为中医初学者的必读经典，在现代中医药界也享有盛誉。该书汇集了程钟龄 30 年行医经验的精华，提醒人们不应避讳疾病而拒绝就医，强调了养生和预防的重要性。

程钟龄的《医中百误歌》（节选）

病家误，早失计，初时抱恙不介意，
人日虚兮病日增，纵有良工也费气。
病家误，不直说，讳疾试医工与拙，
所伤所作只君知，纵有名家猜不出。
病家误，性躁急，病有回机药须吃，
药既相宜病自除，朝夕更医也不必。
病家误，在服药，服药之中有窍妙，

或冷或热要分明，食后食前皆有道。

病家误，最善怒，气逆冲胸仍不悟，

岂知肝木克脾元，愿君养性须回护。

病家误，好多言，多言伤气最难痊，

劝君默口存神坐，好将真气养真元。

病家误，染风寒，风寒散去又复还，

譬如城郭未完固，那堪盗贼更摧残。

病家误，不戒口，口腹伤人处处有，

饮食相宜中气和，鼓腹含哺天地久。

3. 轶事传奇

曾经有一位富翁，患有严重的足痿，行走时必须依靠手扶物体才能缓慢移动。他尝试了各种药物，但都无济于事。久闻程钟龄的大名，富翁便让人抬着他去求医。程钟龄观察后发现富翁的六脉调和，了解到他已尝试过多种中药治疗却无效，于是断定这是一种心病，非药物所能治愈。他决定采用一种策略来治疗。

程钟龄为病人准备了一间屋子，并安排他住下。屋内摆满了各式古玩，包括一个特别放置在病人座位旁的瓷瓶。他向病人介绍："这是我的古董收藏室，每件藏品都是无价之宝。"他详细地向病人描述了每件物品的价值，最后指着瓷瓶说："这个瓷瓶是传世之宝，极为罕见，价值连城。"实际上，包括瓷瓶在内的所有物品都是赝品，但病人对此一无所知。

病人在屋内静坐了两天，发现程钟龄既不开药方，也不嘘寒问暖，甚至刻意避开他，感到非常焦虑。到了第三天，他决定外出走走。由于无法离开重物，他只好小心翼翼地抱着瓷瓶起身。程钟龄一直在旁边观察，当病人准备迈步时，程钟龄突然出现，大声喝道："你好大的胆子！竟敢偷走我家的宝瓶！"病人一惊，手一松，瓷瓶"当"的一声从手中滑落，摔得粉碎。病人惊恐失色，呆立当场。程钟龄见状，心中暗喜，认为病人的病情已有所缓解，决定趁热打铁。他走上前去，握住病人的手说："别害怕，跟我来。"病人竟然能够不依靠任何支撑，跟在程钟龄身后走出屋外，步伐稳健，行走自如，多年的顽疾就这样奇迹般地痊愈了。程钟龄这才向病人透露，他摔碎的所谓稀世之宝其实都是赝品，这一切都是为了帮助病人解除心理压力、转移其注意力而设计的计策。病人恍然大悟，对程钟龄的医术赞不绝口。

（十三）叶桂

1. 生平

叶桂（公元 1667~1746 年），字天士，号香岩，别称南阳先生，江苏吴县（今苏州）人士，清代杰出的医学家，温病学派的奠基人之一。叶桂在中国医学史上占据重要地位，其影响力与"金元四大家"相媲美，其著作《温热论》至今仍受到临床医学界的高度重视。叶桂出身医学世家，其祖父叶时和父亲叶朝采均为当地名医。叶桂自幼随父学习医术，父亲去世后，叶桂又师从父亲的门人朱先生继续深造。他天资聪颖，勤奋好学，不久便超越了朱先生，名声远扬。叶桂对医学充满热爱，性格谦逊，恪守"三人行必有我师"的古训，无论何人，只要在某方面胜过自己，他都愿意拜其为师。因此，他的老师既有长辈、同行，也有病人，甚至包括僧侣。一旦得知某人擅长治疗某种疾病，他便欣然前往学习，学成后方才离开。在短短的 6 年时间里，从 12 岁至 18 岁，除了继承家学外，叶桂还向 17 位名医求教。

叶桂在温热病的诊断与分析方面做出了卓越的贡献，其著作《温热论》

成为后世中医学在临床诊断热性疾病时的重要参考。此外，叶桂在中医辨证方法上也取得了显著成就，他将传统的"六经辨证"方法进一步发展为以"卫、气、营、血"四个层次为主体的辨证体系，这一创新不仅成功地提升了辨证水平，也标志着中医学在辨证方法上的重大进步。从此，"伤寒"与"温病"两大理论体系在辨证方法上得以明确区分。尽管后来温病学派涌现出众多著名医家和论著，但均未脱离叶桂所建立的理论框架。

叶桂还留下了大量珍贵的医案记录，他擅长运用简洁有效的方剂治疗重症，其"四两拨千斤"的医术展现了他高超的中医造诣。

2. 著作

《温热论》深刻总结了治疗温热病的丰富临床经验，构建了以"卫、气、营、血"为框架的辨证体系，由外而内深入分析，为温病学派奠定了基础。尽管篇幅不长，且未载具体方剂，但其内容言简意赅，对温热病的常见症状及其演变规律进行了深刻而精炼的阐释。例如，叶桂以"温邪上受，首先犯肺，逆传心包"寥寥数语，便概括了温病的典型发展路径。《温热论》因此成为后世中医临床诊断热性疾病的重要参考文献。

《临证指南医案》是叶桂临床经验的集大成之作，对后世医学产生了深远影响，共分为10卷。前8卷主要收录了内科杂病的医案，并兼及外科及五官科案例；第9卷和第10卷则分别收录了妇科和儿科医案。全书共分为89门，详细描述了86种病症，每门以病证为标题，系统整理了相关医案，内容简洁明了，直击要害，给后学者以极大启发。每门病症的末尾附有叶桂门人撰写的附论，深入阐述了该病症的治疗要点。《临证指南医案》充分展现了叶桂在辨证、立法、处方及用药方面的学术特色，其中关于温热病的医案记载，对后世医家撰写温病专著产生了重要影响。

3. 轶事传奇

叶桂对医学怀有深厚的热爱，性格谦逊，每当听说有医术比自己更为高明的医生，他总是不辞辛劳，远赴千里去求教，从不掩饰自己的不足。曾经，一位病人生命垂危，叶桂认为已无回天之力，然而一年后，他意外地再次遇见了这位病人，得知是一位老和尚治愈了他的病。次日，叶桂便急忙前往宝山寺，向这位和尚学习。他隐去真实身份，从学徒做起，挑水砍柴，利用一切空余时间深入研究医学知识。几年后，老和尚告诉他，他已经掌握了自己所有的医术，可以离开寺庙，独立行医了。老和尚相信，以他现在的医术，甚至足以超越江南的名医叶桂。听到这些话，叶桂立刻俯身跪拜，向老和尚坦白自己正是叶桂，老和尚听后对叶桂的医学精神深感钦佩。

（十四）吴谦

1. 生平

吴谦，字六吉，为清朝时期安徽歙县人士。吴谦与张璐、喻昌齐名，被誉为清初三大名医之一。在乾隆年间，吴谦担任宫廷御医，并于1736年起担任太医院判，即太医院副院长，官职为正五品。吴谦以其精湛的医术和高尚的医德，赢得了朝廷内外的广泛赞誉。他屡次治愈皇室成员的疑难杂症，因此深得乾隆皇帝的赏识与器重。乾隆皇帝曾向其身边的大臣们表示："吴谦之品德与学问皆属上乘，非一般医者可比，汝等皆应敬重之。"吴谦不仅学识渊博，且临床经验丰富，德才兼备，他始终保持着谦逊好学的态度，深入研读古代至当代的医学典籍，并善于归纳总结经验，对《医宗金鉴》的编纂做出了显著的贡献。

2. 著作

《医宗金鉴》是清代官方钦定的一部综合性医学巨著，全书共 90 卷，代表了我国综合性中医典籍的最高成就，内容详实而精炼。该书广泛搜集了从春秋战国时期直至明清的众多医学名著精华，涵盖了内科、外科、妇产科、儿科、针灸、骨伤科、眼科等临床各科知识，以及诊断学、方剂学等基础理论。《医宗金鉴》强调实用性，内容阐述深入浅出，图文并茂，既适合初学者诵读学习，也适用于临床医生作为诊治疾病的参考资料，堪称我国首部具有教材性质的医学普及丛书。

吴谦，一位推崇仲景学说的医学家，在《医宗金鉴》中，他参考并引用了清乾隆年间以前 20 多位研究《伤寒论》和《金匮要略》的医学专家的著作，通过相互比较和验证，并结合自己的临床实践，对这些经典进行了重新编纂和详细注解。

在《医宗金鉴》的开篇，吴谦撰写了《订正仲景全书·伤寒论注》共 17 卷和《订正仲景全书·金匮要略注》共 8 卷，这两部作品被列为《医宗金鉴》的首卷，成为研究《伤寒论》和《金匮要略》不可或缺的经典文献。

3. 轶事传奇

吴谦在早年的行医生涯中，曾遇到一位骨折病人，由于长时间未能治愈，他深感内疚。后来，得知一位民间医生成功治愈了该病人，吴谦不畏艰辛，多次跋涉，步行超过五十里，前往拜访求教。吴谦的谦逊和求知欲打动了那位山中医生，遂传授给他整骨手法和药方。受到这次经历的启发，吴谦又陆续向十多位民间医生学习，汲取各家所长，极大地丰富和提升了自身的医术。这些经历为他后来进入太医院以及主持编纂《医宗金鉴》这一大型医学丛书打下了坚实的基础。

在清初，天花肆虐，宫廷内忧心忡忡，尤其是顺治皇帝因天花去世后，情况更是紧张。康熙皇帝虽曾感染天花，但得益于隔离治疗，幸存下来，并因此获得了免疫力，得以继承皇位。因此，他在位期间特别重视痘疹科和种痘技术的推广。乾隆皇帝继位后，继承了康雍两朝对医学的重视，乾隆四年（公元 1739 年），在社会经济繁荣、国力强盛的背景下，宫廷医学也达到了顶峰。乾隆帝为了彰显文治成就，下令太医院编纂一部大型综合性医书，以规范医学。大学士鄂尔泰和亲王弘昼负责督办，御医吴谦和刘裕铎被任命为总修官（相当于主编），陈止敬担任经理提调官。为了确保医书的质量，选派了具有真知灼见、精通医学且文理兼通的学者共同参与编纂工作，设立了 14 名纂修官、12 名副纂修官，以及审校官、誊录官等，共有 70 多人参与了编写工作。

作为总修官，吴谦指出医经典籍和历代医书存在"词奥难明、传写错误、博而不精、杂而不一"等问题，主张进行"改正注释，分别诸家是非"。因此，在编撰过程中，不仅选用了皇宫内廷收藏的医书，还通过朝廷命令，广泛征集天下新旧医籍、家藏秘籍和世传良方，进行"分门别类，删剔驳杂，采撷精华，发其余蕴，补其未备"，最终汇编成一部医学丛书。至乾隆七年（公元 1742 年）成书，乾隆帝大为欣喜，赐名为《御纂医宗金鉴》，并赐予编纂者每人一部书和一具小型针灸铜人作为奖励。

（十五）陈复正

1. 生平

陈复正，字飞霞，出身于惠州府（今广东惠阳）。陈复正自幼聪慧且知识广博，对《周易》的卦象、《尚书·洪范》以及天文理数等领域均有独到见解。由于童年多病，他对医药产生了深厚的情感，并对医家色脉之要进行了深入研究。陈复正致力于研究医学经典，对《黄帝内经》《神农本草经》等著作推崇有加；同时，对伊尹创制的汤液、皇甫谧的《针灸甲乙经》、扁鹊的《难经》、张仲景的《金匮要略》、王叔和的《脉经》、陶弘景的《补阙肘后百一方》等古代医学文献也给予了高度评价，并且肯定了李时珍、张景岳、喻嘉言等清代医学家的著作和理论。陈复正游历四方，深感儿童的脆弱与可爱，认识到小儿疾病治疗的复杂性，因此特别针对小儿疾病进行了深入研究，广泛搜集历代儿科文献，并结合自己的临床经验，以实用性为标准，对前人的理论进行了甄别和总结。1750 年，陈复正编纂了一部名为《幼幼集成》的儿科医学著作，至今仍受到儿科医生的重视，并在日本《皇汉医学丛书·医籍考》《清华医室珍藏医书类目》《郑堂读书记》《中国医学史》等医学文献中有所记载和评述，这表明，他的影响不仅局限于岭南地区，而且在国内外医药界都有广泛的传播。

2. 著作

《幼幼集成》一书成书于 1750 年，其前 4 卷汇编了众多儿科专家的方剂理论、民间偏方以及陈复正自身的研究成果；后 2 卷则专注于痘疹的论述。全书内容详实，形式多样，结合叙述与评论，既有详尽的解释，也有注释，图文并茂，简洁明了，便于检索和记忆。同时，《幼幼集成》一书还展现了陈复正注重实践、反对错误传播的学术态度。例如，陈复正用四句诗概括了通过观察指纹来判断疾病轻重的方法："初起风关证未央，气关纹现急须防。乍临命位诚危急，射甲通关病势彰。"而"浮沉分表里，红紫辨寒热，淡滞定虚实"则解释了通过观察指纹的形态和颜色来识别主要病症的方法，这些都体现了其朗朗上口、简洁明了的特点。

3. 轶事传奇

陈复正的思想深受老子哲学的影响，他崇尚一种恬淡自然的生活方式，并且以慈悲为怀，心怀众生。作为一名道士，他选择了一种云游四海的生活方式，通过医药来救济世人。在行医的道路上，他坚持了长达48年的时间，足迹遍布了大半个世界，他的竹杖和芒鞋见证了他无数次的行医之旅。随着时间的推移，他的医术日益精进，达到了炉火纯青的境界。

在那个时代，许多医生面对一些疑难杂症时常常束手无策，病人在病魔的折磨下奄奄一息。每当这种危急时刻，陈复正总是能够从容不迫地出现，他总是慢条斯理地安慰病人和家属，告诉他们不必过于担忧，然后开始着手进行诊治。在他的精心调理下，许多病人很快就恢复了健康。对于那些贫病交加、生活困苦的人，陈复正从不收取任何诊金，甚至在必要时，他会慷慨赠送人参、白术等珍贵的药品来帮助他们恢复健康。然而，对于那些权贵之家，如果他们依仗权势对他进行要挟，或者提出的要求违背了他的原则，即使面临巨大的压力，陈复正也坚决不出诊，坚守自己的医德和原则。

（十六）陈修园

1. 生平

陈修园（公元 1753~1823 年），名念祖，长乐（福建）人，清代医学家。陈修园自幼儒医双修，师从名医蔡茗庄。乾隆五十七年中举，曾任知县，救治疫病百姓。嘉庆二十四年因病归乡，在草堂讲学，弟子众多。

陈修园尊崇《黄帝内经》《伤寒论》等经典，著作正统规范，致力于普及、通俗化中医知识。推崇张仲景，维护伤寒派，是尊经崇古派重要人物。在伤寒研究中，陈修园坚持王叔和编注的《伤寒论》完整性。代表作有《伤寒论浅注》《金匮要略浅注》等，并编成《长沙方歌括》等方便记忆，对后学理解伤寒经典有很大帮助。

在临床治疗领域，陈修园擅长运用温补脾肾的方法来治疗各种杂症，倾向于避免使用寒凉滋阴药物。尽管他认同滋肾丸、四生丸、清燥救肺汤等寒凉方剂能够培补生气，并且认为这些方剂对于治疗"痨门"（指肺结核等消耗性疾病）是不可或缺的，但他认为这些方剂仅适用于短期使用。相反，对于保元方、六君子汤、五味异功散、归脾汤、附子理中汤等温热方剂，他高度赞扬它们"补虚退热，进食除疾""益精气，扶元气"的功效，并认为它们具有"补火以致水之妙"。

2. 著作

《南雅堂医书全集》构建于《黄帝内经》和《神农本草经》的基础之上，以《伤寒论》和《金匮要略》为核心，广泛吸收了众多医学流派的精华，形成了其全面的结构。该书内容全面，涵盖经典理论、诊断方法、方剂学、药物学以及各类疾病的治疗策略。其叙述方式既深入又浅显，紧密贴合临床实践的需求，文字表达清晰流畅，通俗易懂，并且常以韵律形式呈现，或编成歌诀，便于记忆和自学。因此，《南雅堂医书全集》是推广中医教育的优秀自学教材。

3. 轶事传奇

有一次，在京城的一次偶然机会中，陈修园遇到了一个名叫伊去林的病人。这位病人不幸患上了中风，导致半身不遂，陷入了昏迷状态，已经十多天没有进食了。京城内许多著名的医生都尝试过治疗，但都束手无策。陈修园在仔细诊断之后，立刻开出了一个药方，并亲自指导如何给病人灌服药物。令人惊喜的是，病人在服药后不久便苏醒过来，并且随着时间的推移，他的健康状况逐渐得到了恢复。这一奇迹般的治疗效果迅速在京城传开，引起了极大的轰动。一时间，人们纷纷慕名前来找陈修园看病，他的诊所门前人潮涌动，络绎不绝，成为京城中一道独特的风景线。

在陈修园的时代，大多数医生为了应对日常门诊，往往仅限于学习唐、宋时期各位医家的药书和方书，试图从中寻得几个治疗疾病的药方。他们对中医学的经典理论著作，例如《黄帝内经》《难经》《神农本草经》以及《伤寒论》《金匮要略》等缺乏兴趣，更不愿意为了深入研究这些著作而付出艰辛的努力。陈修园深感这种轻视中医基础理论的风气是不正常的。为了改变这种状况，嘉庆二十四年（公元 1819 年），陈修园退休回乡，在福建省嵩山井上草堂开设讲座，不仅将自己数十年研究中医经典的心得传授给学生，还极力倡导其他医学家应重视对这些领域的学习。全国各地有许多人慕名而来，聆听他的讲课。

（十七）吴瑭

1. 生平

吴瑭，字鞠通，江苏淮阴人士，清代杰出的温病医学专家。在其 19 岁那年，父亲因病求医无果而逝世，这一事件深深触动了吴瑭，他因自己缺乏医学知识而无法挽救父亲的生命，感到极度悲痛，从而萌生了学习医学的坚定决心。经过多年的不懈努力，吴瑭终于总结出一系列临床规律和治疗方法。在此基础上，他继承并发扬了叶桂的理论，结合自己的临床经验，于 1798 年撰写了《温病条辨》一书。他的著作对叶桂的温病理论进行了充实与提升，使得温病学说更加完备和系统化，最终确立了他在清代温病医学领域的显赫地位。

吴瑭对中医学的贡献主要体现在对中医立法的创新和理论的完善上，特别是在温热性疾病的治疗方面。他不仅在理论上有所发挥，还留下了众多行之有效的方剂，如银翘散、桑菊饮、藿香正气散、清营汤、清宫汤、犀角地黄汤等，这些方剂至今仍被后世医家广泛使用。在临床治疗温热病时，《温病条辨》中的方剂占据了绝大多数。在中医"四大经典"的划分中，有一种观点是将吴瑭的《温病条辨》与汉代的《黄帝内经》《伤寒论》以及《神农本草经》并列，作为中医学者必读的经典之作。由此可见，《温病条辨》在中医理论发展史上具有举足轻重的地位。

2. 著作

《温病条辨》成书于 1798 年，分 5 卷，是我国系统论述温热病治疗的一部重要著作，对后世产生了深远的影响。吴瑭认为温病共有 9 种类型，其中吴又可所描述的温疫是最具传染性的一种。除此之外，书中还详细介绍了其他八种温病，并根据季节和疾病特征进行了区分，提供了一种全面的温病分类方法。此外，《温病条辨》还提出了"三焦辨证"的理论，这是继叶桂的卫气营血辨证之后，中医理论和辨证方法的又一重大进步。该书对温热性疾病的治疗方法进行了深入探讨，进一步完善了中医在治疗外感病和热性病方面的基本治法。

（十八）王清任

1. 生平

王清任（公元 1768~1831 年），又名全任，字勋臣，清代直隶省（今河北省）玉田县人，富有革新精神的解剖学家与医学家。

王清任自幼便投身医学领域，凭借勤奋学习，迅速掌握了医学理论，并在医术上达到了高超的水平。他不仅经营过药铺，对众多药物的性质和功效了如指掌，而且在临床实践中积累了丰富的经验，对疾病的成因和病理提出了自己独到的见解。他坚信了解人体脏腑结构对于医疗至关重要，曾言："若不明脏腑之理，治病犹如盲人夜行。"同时，他指出古代医书对人体的描述存在许多错误和遗漏，对脏腑的位置、尺寸和重量的记载并不精确。为了深入探究，他不惧禁忌，多次前往疫病死者和死刑犯的乱葬岗，亲自解剖和观察人体内脏，绘制了大量脏腑图谱。最终，在 1830 年，他完成了《医林改错》一书，书中附有 25 幅详尽的脏腑图解。

活血化瘀法是中医学中重要的治病法则，自秦汉以来不断发展，清代王清任的成就尤为显著，其活血化瘀方剂仍为中医临床广泛采用，对中医内、外、妇、儿各科及针灸临床均有贡献。针灸临床应用活血化瘀治则，常用刺血疗法，如三棱针刺血、梅花针叩刺出血后拔火罐等，可祛除血脉瘀阻，疏通经络。

此外，王清任采纳了"记忆并非存在于心脏，而是大脑"的新"脑髓论"，并在此基础上进行了自己的阐释，其贡献显著，值得赞扬。王清任深刻地阐述了思维源自大脑而非心脏，曰："双耳与大脑相连，所听到的声音归于大脑……双眼与大脑相系，所见之物归于大脑……鼻子与大脑相通，所闻之香臭归于大脑。"这些观点与现代解剖学和生理学的见解颇为相似。

王清任的治学态度极为严谨，他主张医学家在著书立说时，必须基于亲自治疗病症且万无一失的经验之上。他反对墨守成规，勇于实践和革新，最终在世上赢得了名声。他的著作《医林改错》极大丰富了中医学的宝库，此书曾被节译成外文，对世界医学的发展也产生了一定的影响，西方医学界尊称王清任为中国近代解剖学的先驱。

2. 著作

《医林改错》一书附带 25 幅插图，主要提出了两个核心观点。首先，王清任强调了"改错"的重要性。书中约三分之一的内容专注于解剖学，王清任基于自己的观察，对胸腹内脏器官进行了辨识，并与古代解剖学进行了对比。他绘制了 13 幅他认为正确的解剖图，以纠正过去的错误。在描述一般解剖形态结构及其相邻关系方面，王清任的见解相当精确。他发现了颈总动脉、主动脉、腹腔静脉以及全身血管的动静脉区分，详细描述了大网膜、小网膜、胰腺、胰管、胆总管、肝管、会厌以及肝、胆、胃、肠、肾、膀胱等器官的形态和相邻关系。这些发现具有重要的创新和进步意义。

书中还记载了人体腔由膈膜分为胸腔和腹腔，并纠正了古图中关于肺部结构的错误描述，明确指出肺分为左、右两叶，并无六叶两耳二十四管。此外，王清任还纠正了古图中肝脏为七叶的错误，认为肝脏实际上有四叶，并指出胆囊附着于肝脏右第二叶。

王清任对人体气血有着独到的见解，认为气与血是生命之源，但同时也是导致疾病的因素。无论是外感还是内伤，对人体的损害都与气血有关，而非直接作用于脏腑。气有虚、实之分，实为邪气过盛，虚为正气不足；血有亏、瘀之别，亏为失血，瘀为血流不畅。王清任认为瘀血是由于正气虚弱，无力推动血液流动所致，因此血瘀证本质上是虚中夹实。根据以上理论，王清任提出了"补气活血"和"逐瘀活血"两种治疗方法，形成了活血化瘀的理论，这一理论至今仍具有实际应用价值。王清任创立和修订了 33 个古方，总结出 60 种气虚症状和 50 种血瘀症状，并创制了"血府逐瘀汤"等 8 个疗效显著的方剂，治疗范围广泛。

（十九）王士雄

1. 生平

王士雄（公元 1808~1867 年），字孟英，别号梦隐（亦作梦影），并自称为潜斋，原籍浙江海宁盐官，后迁至钱塘（今杭州）。作为一位杰出的中医温病学专家，王士雄一生致力于中医的临床实践与理论研究，1852年编著《温热经纬》，使温病学说系统化，为温病学的发展做出了重要的历史贡献，特别是在霍乱的辨证施治方面，展现了其深刻的洞察力和独到的治疗理念。

王士雄在 14 岁那年，父亲因重病去世，他遵循家族的训诫，开始深入研究医学。然而，由于家庭经济困难，他在同年冬天前往婺州（今浙江金华市）的孝顺街，协助管理盐务。白天，王士雄忙于工作，为生计奔波，到了夜晚，则沉浸于医学书籍之中，夜以继日地学习，乐此不疲。他的医学志向因此变得更加坚定。在日常生活中，他刻苦学习，手不离卷，从《黄帝内经》《难经》等古典医籍，到明清时期各位先贤的著作，他都进行了深入的研究和探讨，并且能够广泛吸收各家之长，融会贯通，从而奠定了坚实的中医理论基础。

王士雄生活在西学东渐的时代背景下，他对当时传入的西方医学持开放态度，不拘泥于门户之见，而是有选择性地吸收其精华，并基于理性对中医界一些人盲目尊崇经典、拒绝接受西方医学的保守思想进行了批评，这体现了他善于吸收新知识的学术精神。特别值得一提的是，王士雄非常重视临床实践，他认为真知来源于实践。王士雄日常诊疗工作繁忙，广泛接触各类病人，因此积累了大量的临床经验。在清道光年间，江浙地区霍乱肆虐，王士雄不畏污秽，全力以赴救治病人，并在 1838 年完成了《霍乱论》的书稿。1862 年，王士雄旅居沪地，正值霍乱猖獗，而"司命者罔知所措，死者实多"，于是将原书重订，更名为《随息居重订霍乱论》，精心阐发前人有关理论，辑集生平经验，议病情，论治法，附医案，创新方，对霍乱的病因、病机、辨证、防治做出了系统论述。

2. 著作

《温热经纬》乃王士雄之杰作。至王士雄时代，温病学说已取得显著进展。他基于丰富的临床经验，遵循"以轩岐仲景之文为经，叶薛诸家之辨为纬"的编纂原则，汇集各家医论，并阐述个人见解编纂此书，温病学说由此得以系统化，蔚为壮观，堪称温病学集大成之作。

《随息居饮食谱》于 1861 年编撰完成，书中详尽描述了 330 余种药食的性能及其治疗功效。例如，西瓜被誉为天然的白虎汤，用以清热解暑；梨汁被誉为天然的甘露饮，用以清胃润肺；甘蔗被誉为天然的复脉汤，用以清热养胃等。此外，书中还记载了许多民间食疗偏方，是一部系统性的食品营养与食疗专著，影响深远。

《归砚录》成书于 1857 年，王士雄于 1855 年 10 月携家眷返回浙江盐官，租赁居所，并将其草堂命名为"归砚"。他感慨自父亲去世后，便携一砚四处游历，历时 30 年，此时仅携一砚归乡。先前行医时所积累的诸多记录，在归乡之际得以整理，命名为该书。书中评述前贤，更注重启迪后学，既介绍个人的临床经验，又广泛吸收各家之长，具有很高的实用价值。

《潜斋医话》多为王士雄临证心得，包含其许多独到的见解。王士雄的医案记录详尽，理、法、方、药完备，深受医学界推崇。此外，王士雄编纂的《潜斋简效方》《四科简效方》《鸡鸣录》等，收录了民间单方验方、历代效方以及经他亲自验证疗效确切的方剂，广受欢迎。王士雄还对《医学随笔》、俞世贵增补之《愿体医话良方》、沈尧封之《女科辑要》、魏玉璜之《续名医类案》、俞东扶之《古今医案按选》、徐灵胎之《医贯砭》及吴鞠通的《温病条辨》等书进行了诠释和串讲，多有独到的阐发。

3. 轶事传奇

王士雄在学习医学 3 年后，便开始为人们治疗疾病。1824 年夏天，一位名叫周光远的盐业主，年仅 27 岁，身体肥胖，皮肤白皙，在一次如厕后突然感到寒冷和出汗，嘴唇发白，声音微弱。一些医生诊断为"中暑"，建议使用辛香开窍的药物治疗。然而，王士雄通过诊脉发现病人的脉象微弱，濒临绝境，意识到这是阳气即将耗尽的征兆。他深知，如果再使用辛开药物，将会加速病人的危险。因此，他坚决反对其他医生的意见。尽管同行嘲笑他年轻和无知，并提出质疑，但幸运的是，病人家属了解医学，认为王士雄的见解合理，便请求他开方治疗。由于当时难以及时购得药材，王士雄恰好随身携带一块老姜，便急忙煎煮给病人服用，病情随即有了显著改善。随后，他使用人参、黄芪、白术、甘草等药物进行调理，病人最终痊愈。自那以后，人们在患病时常常请他诊治，而他也不负众望，救治了许多危重病人，名声大振。

9 年之后，王士雄返回杭州，满怀壮志，决心在医学领域成就一番事业。当时的杭州城中，温热病证较为常见，而医生们往往依据《伤寒论》进行治疗，使用的药物不是辛燥温散，就是厚重滋补，许多病人都是在其他医生的误治后病情复杂化，王士雄凭借其高超的医术，救治了无数病人。

1836 年春天，四川的石符生在途经杭州时患病，最初由一位姓陈的医生治疗，但病情加重。当王士雄接手治疗时，病人已经神志不清，四肢冰冷，身体发冷，口吐痰涎，小便不畅，脉象沉涩，难以计数。王士雄诊断，这是由于旅途中感受风湿未得到及时清除和疏散，导致邪气化热，加上误服温补药物，使得气机阻塞，邪热无法排出，灼伤体液形成痰液，逆流而上，因此出现这种危急状况。他安慰病人家属不必惊慌，只要服用疏利清化药物，痰液和热邪清除后，病情自然会好转。他开的药方包括黄连、黄芩、枳实、橘皮、栀子、淡豆豉、桔梗、杏仁、贝母、郁金、通草、紫菀、竹茹、芦菔汁等。病人服用 3 剂后便脱离了危险，能够起床走动。经过大约 10 天的进一步调理，病人完全康复。

第五章

近现代时期

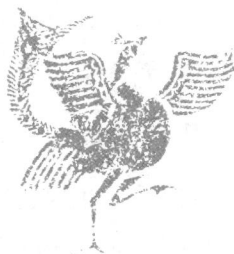

一、时代特征

近代时期是中西医学汇通及中医再发展时期。1840 年鸦片战争后，中国沦为半殖民地半封建国家，遭遇多次战争，签订了各种不平等条约，民众受苦，政府信心丧失。西医药随鸦片战争传入中国，传播主体从传教士到留学生再到中国培养的西医，深入中国社会各层。西医药优势及西方先进文化助力其影响扩大。同时，中医药受到严重冲击，废除中医意识潮流兴起，国人盲目崇拜西方，中医药作为优秀传统文化一部分遭受冲击。

在医学界，西医常以西医标准评判中医，视其为不科学，甚至欲废除。社会舆论中，有影响力者亦发表废医言论，嘲讽中医药。政府层面，中医屡遭排斥，如北京政府漏列中医案、国民党政府拒中医入医校、国民政府废止旧医案等，展现中医坎坷命运。中医界积极自救，创办学校，组织团体，设立医院，创办报刊，以维护中医信仰和疗效。尽管艰难，中医药仍凭悠久历史和顽强生命力取得发展。中西医汇通学派和中医科学化思潮的兴起，对中医药生存和发展有重要贡献。

中西医汇通学派代表人物有唐宗海、张锡纯等，认为中西医各有所长，提倡结合二者之长，从理论到临床提出汇通见解，形成中西医汇通思潮。虽未成功，但其经验对中医学现代化有启迪意义。20 世纪 30 年代初至中华人民共和国成立前，"中医科学化"思潮盛行，代表人物陆渊雷、谭次仲主张吸收其他学科知识，用科学方法研究中医，探索中医科学化途径，以弘扬中医学科学价值。

1949 年中华人民共和国成立后，政府推动中西医结合，建设学校、医院及研究中心，推动中医药现代化。从20世纪50年代起，政府加强中药生产与供应，成立中药材总公司，鼓励地方清查资源，种植采集草药。1982年《中华人民共和国宪法》明确发展现代和传统医药。2006年传统医药入非遗名录。党的十七大报告强调中西医并重，支持中医药发展，赋予中医合法地位。

纵观近代中国的医疗格局，中医药始终占据着举足轻重的地位，全国各地涌现出众多杰出的中医师，如中医药学家蒲辅周、"小儿王"周慕新、中医老年病学家岳美中以及现代中医学家秦伯未等，都是其中的佼佼者。

在当代，中医治疗在中国依然广泛被接受，大多数医院都充分融合了中西医技术，主要医学院校也提供中西医结合的医学教育，学生可以选择中医或西医作为主修专业。医生们通常接受中西医结合的培训，日常使用的中医疗法，如针灸、推拿、汤剂和草药等，都融入了西方的理论和设备，这种融合医疗增强了医疗体系的综合能力。

21世纪生命科学的飞速发展为中医药学的现代化带来了前所未有的机遇。借助现代科学的理论、技术和方法，将中医药学的理论与实践同现代生命科学的前沿相结合，是中医药学生存和发展的必经之路。同时，中医药学与现代生命科学前沿的融合，也将为现代生命科学的发展开辟新的领域和提供新的思路。

二、著名医家、著作及轶事传奇

（一）唐宗海

1. 生平

唐宗海（公元 1846~1897），字容川，四川彭县人，是中西医汇通派的创始人之一。唐宗海最初致力于儒学研究，随后转向医学领域，主张汲取各家之长。在同治十二年，由于父亲患有血证疾病而未能治愈，唐宗海潜心研究，经过 11 年的努力，撰写了《血证论》，提出了止血、消瘀、宁血、补血的治疗方法，其影响极为深远。光绪十一年，唐宗海考中举人，之后在江南游学，医术名声大振。 光绪十四年，唐宗海考中进士，被任命为礼部主事，医术名声更加显赫。唐宗海极力主张中西医结合，撰写了《中西汇通医经精义》等著作，成为中国医学中西汇通的先驱。他还著有《本草问答》《金匮要略浅注补正》《伤寒论浅注补正》等，并将这些著作汇编成《中西汇通医书五种》，在国内外广为流传。

唐宗海在学术领域展现了显著的创新精神。一方面，他极为重视对中医经典著作的研究，尤其在血证领域进行了深入探讨，并取得了显著成就。另一方面，面对西方医学的引入，他尝试运用西医理论来阐释中医学，致力于中西医理论的融合。尽管受限于当时的历史条件和科学水平，他的努力并未取得预期的成果，但他这种追求革新和发展的思想是极其宝贵的。唐宗海在血证治疗方面的经验和原则，至今仍具有重要的实践意义。

2. 著作

唐宗海著有《中西汇通医书五种》，涵盖了《中西汇通医经精义》《伤寒论浅注补正》《金匮要略浅注补正》《血证论》《本草问答》等作品。在这些著作中，《血证论》和《中西汇通医经精义》尤为突出，被视为其主要代表作。

（二）张锡纯

1. 生平

张锡纯（公元 1860~1933 年），字寿甫，祖籍山东诸城，河北省盐山县人，是中西医汇通学派的杰出代表之一，被誉为近现代中国中医学界的医学巨擘。

张锡纯出身书香门第，早年读经书未中乡试，后转学医，广览中西医典籍。1893 年秋试落第后，他深入研究西学。1904 年，张锡纯成为盐山县数学教员，受时代影响，专注于医学。经过十余年学习与实践，他的医学思想渐趋成熟。1909 年，张锡纯完成《医学衷中参西录》前三期初稿，医名渐起。1912 年，张锡纯成为德州驻军军医正，正式行医。1916 年，张锡纯出任立达医院院长。20 世纪初，张锡纯与陆晋笙、杨如侯、刘蔚楚并称"四大名医"，又与张生甫、张山雷合称"名医三张"。

张锡纯 30 岁开始学习西医，初喜其新异，后钻研 10 年，认为西医新异多已包含于中医中。于是，他提出中医包括西医之说，作为衷中参西的理论依据。张锡纯全面尝试沟通中西医，发展中医学。用药上，他取西药之长，补充中医不足，认为中西药可配合使用。40 多年的治疗工作中，他建立医案，记载详尽，层次分明，为医案范例。张锡纯认为积累医案是研究医学的重要方法，也是习医不泥于古的条件。后医案成为《医学衷中参西录》的一部分。

在那个时代，《奉天医学杂志》《中医杂志》《医界春秋》《三三医报》以及《新加坡医学杂志》等多家知名报刊，纷纷邀请张锡纯担任特约撰稿人。在这些平台上，张锡纯发表了大量具有独到见解的医学论文。随后，他将多年的临床经验汇集成册，不仅在方剂后附上详细解释和关键医案，还融合了西方医学理论与中医的原理，编纂了《医学衷中参西录》。这部作品是他毕生临床实践的总结，也是他深入研究医学的智慧成果。

2. 著作

《医学衷中参西录》这部巨著洋洋洒洒超过百万字，吸引了无数学者反复阅读，其魅力在于书中详尽记录了大量生动的实践案例和总结，而鲜有空泛的臆测。张锡纯亲自创制的方剂约有 200 首，同时书中也收录了约 200 首古人成方和民间验方，涵盖了中西医基础与临床的广泛内容。书中几乎每一方、每一药、每一法、每一论都与临床治疗经验相结合，详加阐释。对于关键的治疗方法，张锡纯附上了多达数十个医案，而重要的医学观点则在数十年的临床实践和著作中不断被探讨、验证，逐步深化。因此，张锡纯被誉为"医学实验派大师"。在张锡纯生前，《医学衷中参西录》就已经分期刊出，广泛流传，并受到了当时医学界的高度重视和热烈欢迎，被誉为我国中医界"第一可法之书"。

3. 轶事传奇

张锡纯的实验精神主要体现在两个方面：一是对药物的深入研究，二是对临床的精细观察以及详实可靠的病历记录。张锡纯坚信，医学学习的"首要任务是认识药性……我在学习医学时，所有药物都亲自尝试"。如果仅凭自我尝试仍无法获得真知，他便会寻求他人的经验。为了探究小茴香是否含有毒性，他谦逊地向厨师求教。对于其他药物，如巴豆、硫黄的毒性，以及甘遂、细辛、麻黄、花椒等药物的强烈作用，他都亲自试验，然后才用于病人身上。对于市场上药物的真伪，张锡纯广泛咨询并亲自监督制作，确保其真实性。因此，张锡纯在用药的专业性和剂量的把握上，远超常人，特别是他通过反复尝试总结出的药方，如萸肉用于救脱，参芪用于利尿，白矾用于化痰热，赭石用于通肠结，三七用于消疮肿，水蛭用于散癥瘕，硫黄用于治疗虚寒下利，以及蜈蚣和蝎子用于定风消毒等，这些都充分发扬了古人的学说，并拓展了中药的效用。张锡纯对生石膏、山萸肉、生山药的研究，可以说是前所未有的。

（三）谭次仲

1. 生平

谭次仲（公元 1887~1955 年），出生于佛山市张槎镇，是佛山著名的中医师及医学理论专家，也是中国近代医学界的杰出人物。

谭次仲毕业于两广学堂英文专业，并曾担任英语教师，在教学之余，他勤奋自学传统中医理论。1933 年，谭次仲成功考取中医执照，从而开启了自己行医的旅程。在抗战前夕，他前往广西行医，并在那段时间治愈了众多病人。同年，谭次仲出版了《医学革命论战》一书，他在书中提出，无论是中医还是西医，都是人类智慧的结晶。他强调，中医学拥有数千年的历史，已经形成了一个完整的理论体系，并对中华民族的健康产生了深远的影响。然而，他也指出中医学存在不足，例如张仲景的《金匮要略》虽为治疗杂病的宝典，但其中包含的许多方药并不适用于所有情况。谭次仲主张对古代医书进行科学分类，取其精华，去其糟粕。他提出了中医科学化的问题，并为传承和发展民族传统医学做出了积极的贡献。

谭次仲非常重视中医人才的培养。在陈济棠主政广东期间，他返回广州，倡导学习中医学，并开设了函授和面授教育课程。在 5 年的时间里，他招收了 200 多名学生，其中许多人后来成为著名的医生。同时，谭次仲也认识到西医学的价值，它同样是长期实践的成果，值得学习。他提倡"中西医学应超越科学的界限，打破过去的隔阂"，实现中西医的交流与融合，取长补短，走中西医结合的道路。为此，他在精通中医之后，又开始向朋友学习西医学，并成为一位真正的中西医结合医师，在临床实践中取得了良好的效果。1951 年，谭次仲又考取了西医行医执照。1952 年，他被聘为全国卫生科学研究委员会会员。1953 年，他被选为南海县人民代表大会的代表。1955 年，谭次仲不幸去世，享年 68 岁。

2. 著作

自 1935 年起，谭次仲陆续发表了《医学革命论战》《中药性类概说》《金匮削繁》等 9 部作品，受到了医学界同行和广大读者的喜爱。例如，他的开山之作《医学革命论战》首次在广西梧州出版后迅速售罄，随后在广州和重庆分别进行了再版，该书成为当时的畅销书籍。

（四）蒲辅周

1. 生平

蒲辅周（公元 1888~1975 年），原名启宇，于 1888 年 1 月 12 日出生于四川省梓潼县长溪乡的一个医学世家。他的祖父蒲国桢和父亲蒲仲思都是医术精湛、在乡间享有盛名的医生。蒲辅周自 7 岁起便开始接受私塾教育，11 岁后，除了上小学，他还跟随祖父学习医书。从 15 岁开始，在祖父的悉心指导下，他逐渐掌握了丰富的医药知识。白天，他跟随祖父在临床实践中学习，夜晚则勤奋研读至深夜。蒲辅周以《黄帝内经》《难经》《伤寒论》《金匮要略》作为基础读物，同时参考《外台秘要》《备急千金要方》以及历代医学家的著作。经过 3 年的刻苦学习和临床实践，他积累了宝贵的临床经验，并在 18 岁那年在乡里开设了自己的诊所。他铭记前人的教诲"医乃仁术"，并将自己的名字改为辅周，寓意着辅助贫弱、周济病人。

四川解放后，蒲辅周被聘为西南铁路医院的医生。1955 年，他被调至中医研究院，开始从事科研、教学和医疗工作。1965 年，他担任中医研究院副院长，并曾担任中华医学会常务理事、第三届和第四届全国政协常委、第四届全国人大代表以及农工民主党中央委员。蒲辅周长期致力于中医的临床、教学和科研工作，尤其擅长内科、妇科和儿科，对热病的治疗更是有独到之处，是中国当代著名的中医药学家。

蒲辅周将伤寒和温病的学说融为一体，灵活运用经方和时方。在多次传染病流行期间，他通过辨证论治，开辟了新的治疗途径，救治了大量危重病人，为丰富和发展中医临床医学作出了重要贡献。蒲辅周医术高超，医德高尚，理论深厚，为无数病人解除了病痛，对中医事业的发展做出了巨大贡献。周恩来总理曾称赞他为"高明的医生，又懂辩证法"，蒲辅周无疑是当代杰出的中医临床家。

2. 著作

蒲辅周先生是中医界的杰出专家，其学术和临床经验广受赞誉。其著作包括《蒲辅周医案》《蒲辅周医疗经验》等经典之作，涵盖了丰富的医学知识和实践经验。

《蒲辅周医案》记录了蒲辅周在临床中的病例，结合中医理论进行分析和总结，展示了高超的诊疗技艺，为后学者提供了参考。

《蒲辅周医疗经验》总结了蒲辅周在中医临床治疗中的独特见解和方法，介绍了辨证论治、药物配伍、针灸治疗等方面的经验。

《流行性乙型脑炎》深入研究了该传染病，分析了病因、病机、诊断和治疗，提出了创新性的见解和治疗方案。

《中医对几种妇女病的治疗法》介绍了妇女病的病因病机及中医治疗方法，包括中药内服、外治法、针灸等综合手段。

《中医对几种传染病的辨证论治》探讨了中医在传染病治疗中的原则和方法，结合临床经验提出了针对性的治疗方案。

蒲辅周先生的著作不仅为中医界留下学术财富，也为病人带来希望和福音。

3. 轶事传奇

为了验证书本上的医学知识，蒲辅周勇于付诸实践。例如，在年轻时对"十八反"原则产生疑问时，他曾经用半斤蜂蜜和四两葱白进行实验。他将葱白捣碎成泥，与蜂蜜混合均匀后放置半天，然后每小时给狗喂食三分之一的混合物。观察到狗食用后没有出现异常反应，他自己也尝试服用，结果安然无恙，从而证实了蜂蜜与葱白并不相克。他还尝试了海藻与甘草的配伍，经过多次实验，证明海藻可以与甘草共同使用，临床应用时发现其软坚消结的效果更显著。蒲辅周还尝试了甘遂与甘草的配伍，虽然服后反应剧烈，但他发现其祛痰逐浊的效果极佳。

蒲辅周一直对自己要求严格，从不掩饰错误。早年在家乡行医时，尽管已经声名鹊起，但因为一次偶然的医疗失误，他毅然决定停诊3年，闭门读书，深刻反思自己的不足。在这段时间里，他用一个月的时间抄写并读完了借来的一部日本人编著的《皇汉医学》一书，并深有感触地说："外国人对中医都有如此精深的研究，我们中国人怎能自甘落后！"他的自律精神由此可见一斑。

他为自己设定了三条行为准则：首先，热爱读书，追求深入理解。遇到重点内容，他会做好笔记，加深记忆；遇到疑问，他会反复查证，务求清晰明辨。其次，授课时必须准备充分。讲解原文时，他确保主题明确，论据充分；进行分析时，他力求深入浅出，引人入胜。第三，临床实践时必须谨慎细致。询问病情时，他会详细观察，明确病因；在辨证治疗时，他既大胆又细心，准确把握治疗的关键。这种严谨的治学态度使他在临床实践中能够洞察细微差别，诊断病情和诊脉的准确性远超他人。

（五）陆渊雷

1. 生平

陆渊雷（公元1894~1955年），名彭年，江苏川沙人。民国元年就读于江苏省立第一师范学校，师从朴学大师姚孟醺，广泛阅读诸子百家、史、地、物理、算学等书籍。毕业后，陆渊雷在多所学校任教，包括武昌高等师范学校、江苏省立师范学校等。在授课之余，他深入研究中医各家学说。民国十四年，陆渊雷拜恽铁樵为师，协助创办医学函授学校，并师从章太炎学习古文学及中医基础，深得两位名家的教益。

陆渊雷受近代医学影响，提倡中西医汇通，吸收西学。民国十八年与徐衡之、章次公创办上海国医学院，宗旨"发皇古义，融会新知"。聘章太炎为校长，自任教务长，制订大纲并任课。编写《伤寒论今释》《金匮要略今释》，评述医经，见解独特，对中医理论有独特价值。民国二十一年起，陆渊雷在上海行医，用西医诊断，经方治疗，擅治伤寒等病。设"遥从部"函授中医，创办《中医新生命》杂志。

在中华人民共和国成立后，陆渊雷先后担任上海市医学科学研究委员会副主任委员、上海市中医学会主任委员、上海市卫生局中医顾问以及上海中医门诊所所长等职务，并当选为全国人民代表大会代表。

2. 著作

陆渊雷一生著作甚丰，除了《伤寒论今释》和《金匮要略今释》之外，尚有《陆氏医论集》《中医生理术语解》《中医病理术语解》《流行病须知》《伤寒论概要》《脉学新论》以及《舌诊要旨》等著作。

（六）岳美中

1. 生平

岳美中（公元 1900~1982 年），原名钟秀，别号锄云，河北省滦南县人士，为一位杰出的中医学家。岳美中毕生致力于中医的医疗实践与教育事业，较早倡导将专病、专方、专药与辨证论治相结合的治疗原则。岳美中擅长运用经典方剂治疗重症，并在中医老年病学领域提出了创新见解。他倡导并创办了全国中医研究班和研究生班，为中医界培养了众多高级人才。岳美中多次出国参与重要的医学交流活动，在国际上享有极高的声誉。

在 17 岁那年，岳美中曾担任小学教师，由于过度劳累导致肺结核，出现咯血症状，最终不得不辞去教师职务。在疗养期间，他萌生了学习中医的念头，购买了《医学衷中参西录》《汤头歌诀》《药性赋》和《伤寒论》

等医学经典，边学习边尝试服药。经过一年多的休养和中药治疗，他的肺结核竟然痊愈了。这次亲身体验使他坚信中医的疗效，从而坚定了他深入研究医学、救治他人的决心。

1935 年，岳美中担任山东菏泽县医院中医部主任。1946 年，他前往北平参加考试，并成功取得了医师资格证书。中华人民共和国成立后，岳美中被任命为唐山市中医工会主任，同时担任唐山市卫生局的顾问。1954 年，他被调至卫生部中医研究院筹备处，担任门诊部副主任。1957 年，岳美中作为中国医学代表团的唯一中医代表，访问日本，进行了深入的学术交流。1970 年以后，除了日常的诊疗工作，岳美中还负责为一些中央领导人提供医疗保健服务，并因此获得了广泛赞誉。岳美中曾担任第五届全国人大常委会委员、全国政协委员会医药卫生组副组长、中华医学会副会长、中华全国中医学会副会长以及中国中医研究院西苑医院内科主任等职务。

2. 著作

《岳美中论医集》等著作记录了岳美中在中医理论和临床实践的贡献。《论医集》展现了其对中医理论的见解；《医案集》收录大量临床案例；《经方研究文集》专注经方研究；《治疗老年病的经验》深入研究老年病治疗。这些著作为后人提供学习资料，有力推动了中医学发展。

（七）秦伯未

1. 生平

秦伯未（公元 1901~1970 年），名之济，号谦斋，上海人，现代中医学家，曾任全国政协委员。出身儒医世家，自幼爱文学与医学。1919 年入上海中医专门学校，师从丁甘仁。1923年毕业后留校任教，擅长内科杂病治疗，尤精虚痨痼疾。1928年与王一仁、王慎轩等创办"上海中国医学院"，任院长，教授《黄帝内经》及内科。亲自编著多种讲义，出版《国医讲义》《实用中医学》等，具有重要参考价值。1930年创办中医指导社，主编《中医指导丛书》《中医指导录》杂志，推动学术交流和社会咨询。1938年创办中医疗养院，设多科，作为学生实习基地。1954年任上海市第十一人民医院中医内科主任。1955年调任卫生部中医顾问，执教于北京中医学院，兼任多职，并被推选为全国政协委员。

秦伯未在学术领域展现出卓越的学习能力，并强调了中西医结合的重要性。他认识到西医的诊断技术在某些情况下有助于深入理解疾病的性质、发展过程及预后，因此，在临床实践中，他倾向于借鉴西医的诊断方法，同时以中医理论为指导进行辨证施治，以此充分发挥中医的独特优势，并取得了显著的治疗效果。此外，秦伯未还主张，尽管西医诊断可作为参考，但不应受限于其框架，应保持对中医理论和实践方法的信心与勇气，避免偏离中医的核心原则。秦伯未毕生致力于中医事业的发展，勤勉尽责，倾注了无数心血，为国家和人民做出了巨大贡献，赢得了广泛的尊敬和赞誉。

2. 著作

秦伯未致力于医学文献的编撰与创作，其作品不仅在医学领域有所建树，而且文采斐然。1921年，他创立了上海中医书局，亲自编写医学书籍和期刊，校对并修订了众多古代医学典籍，并对它们进行了系统整理和出版工作。秦伯未一生著述颇丰，总字数达到数百万，其中影响深远的作品包括《秦氏内经学》《内经类证》《内经知要浅解》《金匮要略浅释》《内经病机十九条之研究》《清代名医医案精华》《中医入门》《中医临证备要》以及《谦斋医学讲稿》等超过 50 部著作。

3. 轶事传奇

秦伯未尽管拥有丰富的临床经验，却从不放松对临床实践的追求。在被调至卫生部工作一段时间后，为了更贴近临床工作并提升其质量，他主动离开了卫生部宿舍区，举家搬迁至北京中医学院附属东直门医院。在医院任职期间，他不仅负责教学任务，还承担了繁重的临床工作。每周，他会在高干门诊出诊两个半天，又在东直门医院病房查房一个半天，同时还要在北京医院查房一个半天。除此之外，他还参与了大量的院外会诊工作，这些经历无疑极大地丰富了他的临床经验。

即便秦伯未已是公认的中医专家，他依旧保持着高尚的医德。无论是外国宾客、海外侨胞，还是领导干部、普通群众，只要有人求医，他总是随叫随到，一视同仁，严谨细致。每次会诊结束后，他总是将病人挂在心上，主动询问治疗进展，甚至亲自上门探望，对病人的健康负责到底，体现了他深切的关怀之情。

（八）周慕新

1. 生平

周慕新（公元 1902~1979 年），字荣，号融，出生于北京市，自 1902 年起至 1979 年逝世，周慕新行医超过半个世纪，尤以儿科医术闻名遐迩，被誉为近代中医界的杰出人物，被尊称为"小儿王"。

周慕新在 15 岁时拜李秀生老中医为师，成年后顺利考取中医资格证书，并被选入清太医院医学馆深造。在 1920 年至 1922 年期间，他得到了前清太医院赵友琴、翟文楼等前辈的指导。此后，他在京城行医，最初治疗成人疾病，后来专注于儿科，成为京城知名的儿科专家。中华人民共和国成立后，周慕新在北京儿童医院、北京市第二医院中医科、北京中医进修学校附属门诊部中医科、北京中医医院、北京市东城区内务部街门诊部、北京市东四医院儿科、北京市鼓楼中医院儿科等多个医疗机构工作。

周慕新根据小儿疾病常伴有发热的实际情况，提出了"发热是小儿疾病的主要症状，必须牢记于心"的观点，从而形成了他独特的儿科热病辨治理念。在临床实践中，他首先区分疾病的表里、虚实，然后确定卫气营血的状况。针对邪气在肺卫、卫气、营血或气血两虚的不同情况，他能够根据症状制定治疗方案，灵活运用药物。周慕新在治疗麻疹、天花、惊厥、疳积这四大儿科病症方面积累了丰富的经验，常采用辛温法治疗天花，辛凉甘寒法治疗疹子，息风清心肝热以镇惊，以及健脾和血驱虫法治疗疳积。周慕新的丰富经验不仅体现在个人行医中，北京中医医院儿科根据他治疗咳喘的经验，研制了止嗽化痰定喘丸，至今仍在使用；北京鼓楼中医院儿科也根据他的经验，研制了小儿止咳灵合剂，疗效显著。

2. 轶事传奇

在 1936 年那个动荡的年代，北平基督教会的总干事崔宪祥博士面临着一场家庭的危机。他的爱女，年仅 3 岁的崔英奇不幸患上了麻疹，还并发了严重的肺炎。尽管他们将孩子送到了当时享有盛誉的协和医院进行治疗，但情况依然十分危急，孩子甚至出现了抽搐和昏迷的症状，生命垂危。在这样的绝境中，家中的保姆不忍心看着孩子受苦，大胆地向崔博士提出了一个建议。她建议请周慕新大夫来为孩子看病，尽管崔博士本人并不信中医，但在西医治疗无效的情况下，崔宪祥博士已经别无选择，只得抱着试试看的心态，同意了保姆的建议。周慕新的到来，为这个濒临绝望的家庭带来了希望，他仅用了三四剂中药，就奇迹般地将崔英奇从鬼门关拉了回来。这一结果不仅让崔宪祥博士感到震惊，也让那些一直信任西医的美国医生们感到惊奇。他们纷纷表示："真是想不到，中国的传统中药竟然能够治愈如此严重的疾病。"这件事不仅让崔宪祥博士对中医有了新的认识，也让更多的人开始重新审视和尊重中医学的价值。

附录

中国医学大事年表

远古～公元前 21 世纪

在远古群居时代，人类在采集食物的过程中，逐渐认识并开始利用一些具有药用价值的植物。随着火的发现与应用，人类开始发展出熨法和灸法等医疗技术。进入氏族公社时期，随着衣食条件逐步改善，人们开始使用砭石和骨针，并对更多药物有了深入的了解。

公元前 16 世纪～前 11 世纪

据传，在商代早期，人们已经开始利用汤剂进行治疗。《针灸甲乙经》序言中记载："伊尹以亚圣之才，撰用《神农本草》，以为《汤液》。"此外，《尚书·说命》亦载有："若药弗瞑眩，厥疾弗瘳。"

公元前 11 世纪左右

在殷墟出土的甲骨文里，众多疾病名称、症状以及驱虫、沐浴、洗漱等卫生习惯已有记录。《山海经》与《诗经》中记载了多种草药。《周礼》中详述了食医、疾医、疡医、兽医等医疗体系，并记载了四季流行病及"五毒"药物。《礼记》亦载有"孟春行秋令则民大疫"，"季春行夏令则民多疾疫"等论述。

公元前 556 年（周灵王十六年）

《左传·襄公十七年》有"国人逐瘈狗"的记载。

公元前 541 年（周景王四年）

医和诊晋平公病，用"六气致病说"来解释各种疾病的原因。

公元前 5 世纪

扁鹊约生于此时。

公元前 475~220 年（战国秦汉时期）

长沙马王堆西汉古墓出土的简帛医书《足臂十一脉灸经》《阴阳十一脉灸经》是现存最早记载经脉学的文献。《黄帝内经》成书于战国秦汉时期，为现存较早的医学著作。

公元前 3~ 前 2 世纪（西汉）

淳于意首次采用"诊籍"记录病案，被认为是现存最早的病案记录，相关内容可见于《史记》中的《扁鹊仓公列传》。

公元前 26 年（汉河平三年）

侍医李柱国整理、校勘政府所藏的医书，有医经类 7 部，经方 11 部。

公元 5 年（汉元始五年）

政府开始征集国内精通方术与本草学的学者。

公元 25 年左右（东汉初期）

民间医生涪翁撰写《针经》和《诊脉法》。

公元 2~3 世纪

华佗运用麻醉技术成功实施了开腹手术，并提倡了以模仿五种动物动作为基础的体育疗法——五禽戏。

张仲景所著《伤寒杂病论》确立了"辨证施治"的医疗原则。

公元 3 世纪

王叔和著《脉经》。

公元 256~259 年（魏甘露元年 ~ 四年）

皇甫谧将《素问》《针经》以及《明堂孔穴针灸治要》三部著作汇编而成《针灸甲乙经》。

公元 265~341 年（吴永安四年～晋成康七年）

葛洪著《玉函方》及《肘后备急方》。

公元 420~479 年（南朝宋）

雷敩著《雷公炮炙论》。

公元 5 世纪末

龚庆宣整理《刘涓子鬼遗方》。

公元 500 年（齐永元二年）

陶弘景著《本草经集注》《肘后百一方》等书。

公元 541 年（梁大同七年）

梁政府派遣医生去朝鲜半岛的百济国。

公元 562 年（北齐河清元年）

吴人知聪携带《明堂图》等 160 余卷中国医书前往日本。

公元 608（隋大业四年）

日本派药师惠日、倭汉直福因等人来华学医。

公元 610 年（隋大业六年）

巢元方等著《诸病源候论》。

公元 624 年（唐武德七年）

唐太医署设有医学教育机构，分科教授医学。

公元 659 年（唐显庆四年）

苏敬等编成《新修本草》。

公元 581~682 年（隋开皇元年～唐永淳元年）

孙思邈著《备急千金要方》《千金翼方》。

公元 621~714 年（唐武德四年～开元二年）

孟诜著《食疗本草》。

公元 7 世纪

杨上善分类编纂注释《黄帝内经》。

公元 713~741 年（唐开元元年 ~ 二十九年）

陈藏器著《本草拾遗》。

公元 752 年（唐天宝十一年）

王焘著《外台秘要》。

公元 753 年（唐天宝十二年）

唐朝僧人鉴真赴日本讲授医学。

公元 8 世纪

王冰将《黄帝内经素问》重新编次后加以注释。

中医东松噶瓦两次进藏行医，后在藏长期定居，传授医学知识，是藏族医圣宇妥·元丹贡布的老师。

公元 8 世纪末

宇妥·元丹贡布等完成《四部医典》（一名《医方四续》、藏语《据悉》）。

公元 841~846 年（唐会昌元年 ~ 六年）

蔺道人著《仙授理伤续断秘方》。

公元 847~859 年（唐大中元年 ~ 十三年）

昝殷著《经效产宝》。

公元 889~897 年（唐龙纪元年 ~ 乾宁四年）

在《日本国见在书目》这部著作中，日本学者藤原佐世记载了超过 160 部隋唐时期的中国医药书籍，共计 1300 余卷。

公元 8~9 世纪

炼丹术传入阿拉伯。

公元 934~965 年（后蜀）

韩保升等修订《新修本草》，编成《蜀本草》。

公元 973 年（宋开宝六年）

刘翰等人编成《开宝新详定本草》，次年重定为《开宝重定本草》。

公元 982~992 年（宋太平兴国七年～淳化三年）

王怀隐等编《太平圣惠方》。

公元 1026 年（宋天圣四年）

王惟一著《铜人腧穴针灸图经》。次年又主持设计铸造针灸铜人。

公元 1057 年（宋嘉祐二年）

设立"校正医书局"，校定古代医书，编写本草、医方，并刊刻印行。

公元 1060 年（宋嘉祐五年）

掌禹锡等编著《嘉祐补注神农本草》，次年苏颂等编著《本草图经》。

公元 1076 年（宋熙宁九年）

设"太医局"，下设"熟药所"（以后改称"医药和剂局"和"医药惠民局"）。

公元 1079 年（宋元丰二年）

派遣医官邢恺慥等去高丽，并携带百种中药。

公元 1082 年（宋元丰五年）

唐慎微著《经史证类备急本草》。

公元 1086 年（宋元祐元年）

韩祗和著《伤寒微旨论》。

公元 1093 年（宋元祐八年）

董汲著《小儿斑疹备急方论》。

公元 1098 年（宋元符元年）

杨子建著《十产论》。

公元 1100 年（宋元符三年）

庞安时著《伤寒总病论》。

元公 1102~1106 年（宋崇宁元年～五年）

杨介通过尸体解剖编绘成《存真图》。

公元 1107 年（宋大观元年）

陈师文等校正《太平惠民和剂局方》。朱肱著《类证活人书》。

公元 1111~1117 年（宋政和元年～七年）

宋医官合编《圣济总录》。

公元 1116 年（宋政和六年）

寇宗奭著《本草衍义》。

公元 1119 年（宋宣和元年）

阎孝忠集钱乙经验编《小儿药证直诀》。

公元 1144 年（南宋绍兴十四年，即金皇统四年）

成无己著《注解伤寒论》。

公元 1150 年（南宋绍兴二十年）

刘昉等编《幼幼新书》。

公元 1156 年（南宋绍兴二十六年）

《小儿卫生总微论方》刊行。

公元 1174 年（南宋淳熙元年）

陈言著《三因极一病证方论》。

公元 1182 年（南宋淳熙九年，即金大定二十二年）

刘完素著《素问玄机原病式》刊行。

公元 1186 年（南宋淳熙十三年，即金大定二十六年）

张元素著《珍珠囊》。

公元 1217~1221 年（南宋嘉定十年～十四年）

张从正著《儒门事亲》。

公元 1220 年（南宋嘉定十三年）

王执中著《针灸资生经》刊行。

公元 1226 年（南宋宝庆二年）

闻人耆年著《备急灸法》。

公元 1237 年（南宋嘉熙元年）

陈自明著《妇人大全良方》。

公元 1247 年（南宋淳祐七年，即元定宗二年）

宋慈著《洗冤集录》。

李杲著《内外伤辨惑论》。

公元 1249 年（南宋淳祐九年）

李杲著《脾胃论》。

公元 1254 年（南宋宝祐二年）

陈文中著《小儿痘疹方论》。

公元 1270 年（南宋咸淳六年，即元世祖至元七年）

元政府设"广惠司"。

公元 1292 年（元至元二十九年）

元政府在北京、多伦设回回药物院。

公元 1331 年（元至顺二年）

李仲南撰《永类钤方》。

公元 1335 年（元至元元年）

齐德之著《外科精义》。

公元 1337 年（元至元三年）

危亦林著《世医得效方》，刊行于 1345 年（元至正五年）。

公元 1341 年（元至正元年）

滑寿著《十四经发挥》。

杜本增订《敖氏伤寒金镜录》。

公元 1347 年（元至正七年）

朱震亨著《格致余论》《局方发挥》。

公元 1406 年（明永乐四年）

朱橚（sù）等著《救荒本草》。《普济方》约成于此时。

公元 1403~1408 年（明永乐元年~六年）

明政府编成大型类书《永乐大典》，其中收载明代以前的医书甚多。

公元 1443 年（明正统八年）

明太医院复刻《铜人腧穴针灸图经》，并铸造针灸铜人。

公元 1445 年（明正统十年）

朝鲜金礼蒙等编成《医方类聚》，书中收录元明以前中国医书百余种。

公元 1528 年（明嘉靖七年）

薛己著《口齿类要》。

公元 1529 年（明嘉靖八年）

薛己著《内科摘要》《正体类要》。

高武著《针灸聚英》刊行。

公元 1549 年（明嘉靖二十八年）

江瓘著《名医类案》。

万全著《幼科发挥》。

公元 1550 年（明嘉靖二十九年）

沈之问著《解围元薮》。

公元 1556 年（明嘉靖三十五年）

徐春甫著《古今医统大全》。

公元 1567~1572 年（明隆庆年间）

人痘接种法见于记载，16 世纪广泛使用，后来传到俄国、土耳其、英国等地。

公元 1568（明隆庆二年）

徐春甫等在直隶顺天府（今北京）组织成立"一体堂宅仁医会"。

公元 1575 年（明万历三年）

李梃著《医学入门》。

公元 1578 年（明万历六年）

李时珍亲自到湖广、江苏、江西等地采药、采访，经过数十年的努力，编成《本草纲目》，总结了 16 世纪以前我国劳动人民的用药经验。

公元 1586 年（明万历十四年）

马莳著《黄帝内经素问注证发微》《黄帝内经灵枢注证发微》。

公元 1589 年（明万历十七年）

方有执著《伤寒论条辨》。

公元 1596 年（明万历二十四年）

《本草纲目》刊行。

公元 1601 年（明万历二十九年）

杨继洲著《针灸大成》。

公元 1602~1608 年（明万历三十年～三十六年）

王肯堂著《证治准绳》。

公元 1615 年（明万历四十三年）

龚廷贤著《寿世保元》。

公元 1617 年（明万历四十五年）

陈实功著《外科正宗》。赵献可著《医贯》。

公元 1620 年（明万历四十八年）

武之望著《济阴纲目》。

公元 1624 年（明天启四年）

张介宾著《类经》。

公元 1632 年（明崇祯五年）

陈司成著《霉疮秘录》。

公元 1636 年（明崇祯九年）

胡慎柔著《慎柔五书》。

公元 1640 年（明崇祯十三年）

张介宾著《景岳全书》。

公元 1642 年（明崇祯十五年）

吴又可著《温疫论》，创"戾气"说，对温病学的发展有突出贡献。
李中梓著《内经知要》。

公元 1644 年（清顺治元年）

傅仁宇著《审视瑶函》。

公元 1648 年（清顺治五年）

喻昌著《尚论篇》。

公元 1669 年（清康熙八年）

柯琴著《伤寒来苏集》（包括《伤寒论注》）。

公元 1670 年（清康熙九年）

张志聪著《黄帝内经素问集注》《黄帝内经灵枢集注》。

公元 1682 年（清康熙二十一年）

汪昂著《医方集解》。

公元 1694 年（清康熙三十三年）

汪昂著《本草备要》。

公元 1695 年（清康熙三十四年）

张璐著《张氏医通》。

公元 1723 年（清雍正元年）

清政府编成大型类书《古今图书集成》，内有《医部全录》520 卷。

公元 1729 年（清雍正七年）

尤在泾著《伤寒贯珠集》《金匮要略心典》。

公元 1732 年（清雍正十年）

程钟龄著《医学心悟》。

公元 1740 年（清乾隆五年）

王洪绪著《外科证治全生集》。

公元 1742 年（清乾隆七年）

吴谦等著成《医宗金鉴》。

公元 1746 年（清乾隆十一年）前后

叶天士著《温热论》《临证指南医案》。

公元 1750 年（清乾隆十五年）

陈复正著《幼幼集成》。

公元 1759 年（清乾隆二十四年）

徐大椿著《伤寒论类方》。赵学敏编《串雅》刊行。

公元 1765 年（清乾隆三十年）

赵学敏著《本草纲目拾遗》。

公元 1773 年（清乾隆三十八年）

沈金鳌著《沈氏尊生书》刊行。

公元 1772~1781（清乾隆三十七~四十六年）

清政府编辑大型丛书《四库全书》，其中收入历代医书百余种。

公元 1792 年（清乾隆五十七年）

唐大烈主编《吴医汇讲》刊行。

公元 1798 年（清嘉庆三年）

吴瑭著《温病条辨》。

公元 1804 年（清嘉庆九年）

陈修园著《医学三字经》。

公元 1822 年（清道光二年）

清统治阶级下令在太医院内永远废止针灸科。

公元 1830 年（清道光十年）

王清任根据尸体解剖和临床经验写成《医林改错》，强调解剖学知识对于医生的重要性。

公元 1838 年（清道光十八年）

郑梅涧著《重楼玉钥》。

公元 1844 年（清道光二十四年）

中美签订不平等条约——《望厦条约》，规定美国人可以在通商口岸设医馆及礼拜堂。

公元 1844~1848 年（清道光二十四年~二十八年）

英、美帝国主义以教会名义相继在澳门、厦门、宁波、上海、福州等地设立医院和医学校等。

公元 1846 年（清道光二十六年）

鲍相璈汇编《验方新编》。

公元 1848 年（清道光二十八年）

吴其濬著《植物名实图考》及《植物名实图考长编》。

公元 1851~1864 年（太平天国期间）

太平天国大力兴办医院、疗养院，并明令禁鸦片、禁酒、废除娼妓。

公元 1852 年（清咸丰二年）

王士雄著《温热经纬》《王氏医案》等。

公元 1858 年（清咸丰八年）

陆以湉著《冷庐医话》。

公元 1863 年（清同治二年）

费伯雄著《医醇賸义》。

公元 1864 年（清同治三年）

吴尚先著《理瀹骈文》

公元 1865 年（清同治四年）

费伯雄著《医方论》。

公元 1875 年（清同治十四年）

夏春农著《疫喉浅论》。

公元 1881 年（清光绪七年）

天津开办"医学馆"。

公元 1882 年（清光绪八年）

雷丰著《时病论》。

李纪方著《白喉全生集》。

公元 1887 年（清光绪十三年）

陈葆善著《白喉条辨》刊行。

公元 1889 年（清光绪十五年）

张振鋆著《厘正按摩要术》。

公元 1892 年（清光绪十八年）

唐宗海著《中西汇通医书五种》。

马培之著《外科传薪集》。

公元 1900 年（清光绪二十六年）

柳宝诒著《温热逢源》。

公元 1901 年（清光绪二十七年）

郑肖岩著《鼠疫约编》

公元 1902 年（清光绪二十八年）

天津设"北洋军医学堂"。

公元 1903 年（清光绪二十九年）

京师大学添设"医学实业馆"。

公元 1909~1924 年（清宣统元年～民国十三年）

张锡纯著《医学衷中参西录》。

公元 1914 年（民国三年）

北洋政府主张废止中医，遭到全国中医药界的强烈反对。

公元 1922 年（民国十一年）

恽铁樵著《群经见智录》。

公元 1925 年（民国十四年）

国民党当局禁止把中医课程列入医学教育规程。

公元 1927 年（民国十六年）

曹炳章著《增订伪药条辨》。

公元 1929 年（民国十八年）

何廉臣编《全国名医验案类编》。

在国民党第一次中央卫生委员会通过了余岩等人提出的"废止旧医"提案，随后引发了全国中医药界的广泛罢工与停业，导致该提案不得不被撤销。国民党当局随后下令将中医学校更名为中医传习所，次年又将其更名为中医学社。

公元 1931 年（民国二十年）

"中央国医馆"成立。

公元 1933 年（民国二十二年）

中华苏维埃共和国临时中央政府颁布了《卫生运动纲要》。

公元 1934 年（民国二十三年）

中华苏维埃共和国临时中央政府成立中央防疫委员会。

公元 1936 年（民国二十五年）

国民党政府颁布"中医条例"。